# ANALYSE

DE

L'EAU MINÉRALE SULFUREUSE

D'ENGHIEN.

DE L'IMPRIMERIE DE FEUGUERAY,
rue du Cloître Saint-Benoît, N° 4.

# ANALYSE

DE

## L'EAU MINÉRALE SULFUREUSE

## D'ENGHIEN,

*Faite par ordre du Gouvernement;*

PAR M. LONGCHAMP.

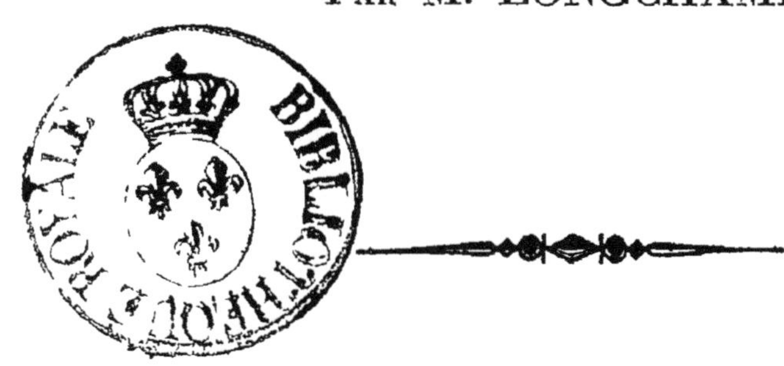


A PARIS,

CHEZ CROCHARD, LIBRAIRE,

CLOÎTRE SAINT-BENOÎT, N° 16.

1826.

# AVANT-PROPOS.

Jusqu'a présent la chimie n'a pas été d'un grand secours à la médecine lorsqu'elle a voulu lui faire connaître la nature des fluides animaux, et surtout les altérations qu'ils éprouvent dans le corps humain. Cela tient à ce que le médecin qui s'éclaire des lumières de la chimie a à étudier ou à combattre des élémens qui sont, il est vrai, soumis à l'influence de l'action chimique, mais qui de plus se trouvent assujétis à une force vitale qui modifie, change quelquefois entièrement les effets ou les produits que le chimiste peut obtenir de la matière privée de vie qu'il soumet à ses recherches. Le docteur Michel, dont le souvenir m'est bien cher, condisciple et ami de Bordeu, m'a souvent rapporté dans ma jeunesse que lorsqu'ils suivaient ensemble les cours de Rouelle, ce savant chimiste leur parlait dans ses leçons des substances animales qui de son temps avaient été soumises à l'analyse. Dans les conversations qui suivaient la leçon, Bordeu disait à leur professeur : Vous nous dites que le sang est formé de fibrine, de sérum, etc., etc.; mais reprenez donc tous ces élémens et reformez-nous du sang, alors je croirai que vous êtes parvenu à connaître la composition de cette matière. L'observation de Bordeu me paraît raisonnable, et je pense que la médecine recevra peu de lumière de la chimie lorsque l'on voudra, par le moyen de celle-ci, déterminer la nature intime des fluides qui circulent dans le corps humain, et rechercher les altérations qu'ils peuvent y éprouver (1); mais si la chi-

(1) La mobilité des quatre élémens qui entrent

mie n'a pas de prise sur la nature vivante, elle est au contraire toute puissante pour étudier et faire connaître la composition de la nature morte. Ap-

---

dans la composition des matières animales est telle, que la moindre influence de tout agent, et particulièrement de ceux appelés impondérables, en change le mode d'union, et donne par conséquent naissance à un composé nouveau. Parmi tous ces composés, quelques-uns sont connus, mais en très-petit nombre; mais ce qui n'est nullement connu, c'est la cause qui fait changer tel principe immédiat en un autre, et quels sont les moyens d'arrêter ou de modifier par un agent chimique ces changemens qui s'opèrent dans les liquides animaux; or c'est là ce qu'il faudrait que le médecin sût. Il n'apprend rien d'utile à son art quand on lui dit : tel liquide que vous avez soumis à mon examen est du sérum, tel autre du mucus; ce qu'il lui importerait de savoir, c'est le moyen de faire secréter du sérum à l'organe qui n'en secrète plus et qui produit du mucus, et réciproquement. Pour résoudre une question de ce genre, et l'on y parviendra rarement, le chimiste doit se réunir au physiologiste.

pliquée à la connaissance des substances médicamenteuses, elle a rendu dans ces derniers temps de très-grands services à la médecine, et peut lui en rendre de plus grands encore, soit en lui fournissant des substances nouvelles qui peuvent devenir des remèdes puissans, comme le sont quelques préparations de l'iode dans le traitement des goîtres, soit en lui donnant les moyens de débarrasser quelques substances médicamenteuses de corps qui en diminuent l'action et qui quelquefois produisent des effets fâcheux; la kinine, la morphine, etc., etc, sont des présens que la chimie a faits à la médecine.

Mais si le chimiste peut analyser les substances végétales et les matières animales soumises à son examen, et faire connaître avec exactitude leur composition dans l'état où il les prend, c'est-à-dire privées de toute influence vitale, il possède des moyens bien plus certains, bien plus puissans encore pour isoler les unes des autres les matières fixes qui composent cette immense quantité de substances minérales qui couvrent notre globe. Ici tout ce qui peut être pesé est reconnu, et le chimiste ne trouve de bornes dans ses recherches que celles qui lui sont imposées par l'imperfection de ses instrumens; et lorsque enfin la balance est devenue impuissante pour déterminer le poids des substances qu'il est parvenu à isoler, ou que leur quantité est si minime que leur séparation devient impossible, il en constate du moins la nature avec une certitude que les personnes étrangères à la science ne peuvent pas soupçonner.

L'analyse des eaux minérales de la France a été entreprise à différentes époques. Venel, Bayen, Le Roy, Montaut, Thouvenel, et plusieurs autres chimistes, furent chargés par le gouvernement de faire ce travail; mais la science était encore peu avancée, et l'analyse chimique, c'est-à-dire, cette partie de la science qui a pour objet d'isoler les uns des autres les corps combinés entre eux, commençait à peine à être étudiée; car avant que de chercher à séparer les corps les uns des autres, il faut d'abord les connaître, il faut en avoir étudié les propriétés. L'analyse chimique ne pouvait donc pas naître au berceau de la science, elle ne devait être au contraire que le résultat de ses progrès, et ce n'est réellement que depuis vingt-cinq ans que les travaux d'analyse chimique ont acquis un degré d'exactitude qui nous assure que les résultats qu'elle donne expriment bien la composition des corps.

Dans les arts, dans les sciences, dans toutes les branches de l'industrie et des connaissances humaines, il y a toujours des hommes qui devancent leur époque. Bergmann, Scheele, Proust, Klaproth,

Vauquelin, fesaient des analyses très-exactes, donnaient des méthodes analytiques excellentes avant que la chimie eût acquis ce degré de certitude qu'elle a reçu depuis le commencement de ce siècle; mais malheureusement les hommes de génie, les bons observateurs sont rares, et la foule des chimistes fesait des analyses qui étaient loin d'exprimer la composition des corps qu'ils examinaient, alors que les flambeaux de la science jetaient en vain une clarté que tous les yeux n'apercevaient pas.

Outre les travaux faits sur les eaux minérales par ordre du gouvernement, il est peu de sources de ces eaux qui en France n'aient été examinées par différens chimistes, et même beaucoup d'analyses sont assez récentes. Parmi celles-ci, il en est quelques-unes de bonnes, et je saisirai toujours l'occasion de les faire connaître dans le cours de la publication de mes travaux sur les eaux minérales; mais, pour la plupart, elles ne sont pas d'une grande exactitude, ce qui tient sans doute à ce que les chimistes qui les ont faites n'ont pas attaché assez d'importance aux travaux qu'ils entreprenaient. Pour moi, je pense qu'une analyse n'a de prix qu'autant qu'elle exprime avec la plus grande exactitude la composition du corps examiné; mais lorsqu'on ne donne que des à-peu-près, l'on a fait un travail sans mérite, car tout le monde peut le faire. Il n'en est pas de même d'une analyse exacte, elle n'est que le fait d'un bon esprit, et d'un véritable chimiste. Je dis qu'elle est le fait d'un bon esprit, parce que celui-là seulement reconnaît que les idées saines ne se forment pas dans le vague et qu'elles ne s'établissent que sur des connaissances positives; je dis enfin qu'elle est le fait d'un véritable chimiste, car celui-là seul est chimiste qui cherche à connaître la nature des corps, leurs propriétés intimes, les lois auxquelles ils sont soumis dans leurs combinaisons : or tout cela ne peut s'apprendre qu'en procédant à des analyses rigoureuses, parce que le soin que l'on a mis à isoler les corps jusques dans leurs dernières parties en a fait connaître les propriétés, et, si j'ose m'exprimer ainsi, toutes les habitudes. C'est sous ce rapport que j'ai voulu établir dans les différens travaux que j'ai publiés, que la théorie atomique devait être un jour funeste à la science, parce que l'on se contentera d'estimer par des à-peu-près la composition des corps, et l'on arrangera ensuite l'analyse au moyen des lois très-simples de la composition atomique : ainsi ce qui devrait tant contribuer à l'avancement de la science, si l'on ne s'en servait jamais que comme d'un moyen de contrôler les résultats de l'expérience, en amènera l'anéantissement, parce qu'il n'y aura plus de chimistes, mais seulement des calculateurs.

J'ai été chargé par le gouvernement, en 1820, de procéder à l'analyse des eaux minérales du royaume. Mes travaux devaient se coordonner avec ceux d'une commission qui était placée près le ministre de l'intérieur, et dans laquelle on avait appelé les savans et les médecins les plus distingués. C'était une mesure sage que de faire faire sur les eaux minérales un travail qui devait les faire mieux connaître qu'elles ne le sont, dans un temps où la médecine a mis en grande vogue l'usage de ces eaux ; ce n'est pas seulement l'intérêt de l'art qui commandait ce travail, mais le simple bon sens prescrivait à l'administration de faire tous ses efforts pour attirer avec plus de constance encore et les malades et les curieux auprès des sources minérales (1). Mettre en mouvement plusieurs milliers d'individus qui répandent sur leur route cinq à six millions de francs qui ne sortiraient jamais de leurs coffres sans cette circonstance; attirer les étrangers auprès des sources de la France, comme autrefois ils allaient à Spa, comme aujourd'hui ils vont à Carlsbad,

---

(1) Faire connaître les eaux minérales, est un moyen puissant d'en accréditer l'usage; et sous ce rapport la médecine aura bientôt une nouvelle obligation à M. Alibert. Ce savant fait imprimer un *Précis sur les eaux minérales*, dans lequel les propriétés de ces eaux sont parfaitement appréciées; il deviendra le guide des médecins, et sera recherché par toutes les personnes que le besoin de leur santé mettra dans le cas de faire usage des Eaux. Parler d'un ouvrage de M. Alibert, c'est assez dire que l'aridité de la science est couverte par tous les charmes du style; et en faut-il davantage pour que les gens du monde lisent avec empressement un traité sur une matière qui d'ailleurs offre tant d'intérêt?

n'est pas une chose à négliger pour un gouvernement qui lève des impôts sur toutes les consommations; mais ces considérations n'ont sans doute pas paru aussi importantes à M. le comte Corbières qu'elles me le semblent, et la commission des eaux minérales a été supprimée. Toutefois un inspecteur-général a survécu à cette commission, et son titre de membre de la chambre des députés nous permet d'espérer que sa sollicitude pour les établissemens thermaux sera quelquefois écoutée.

L'analyse des eaux minérales intéresse sans doute la médecine, mais je pense qu'elle est d'un intérêt bien plus grand encore pour l'avancement de la science en général. Dans un pays comme la France, qui renferme de nombreuses sources minérales et des terrains géologiques de toutes les formations et de toute nature, il doit résulter de l'examen attentif des sources, des phénomènes qu'elles présentent, de la comparaison à faire de la composition d'eaux qui sourdent dans des terrains semblables ou dans des terrains divers; il doit résulter, dis-je, des notions générales qui ne seront pas sans intérêt pour la science. Mais la chimie doit aussi retirer un grand avantage d'un travail étendu et soigné fait sur les eaux minérales; des méthodes nouvelles d'analyse, l'étude plus rigoureuse de quelques corps et de leurs propriétés, doivent nécessairement être le résultat de ce travail.

Il est souvent résulté de l'emploi des eaux minérales des guérisons remarquables. Des maladies qui avaient résisté à tous les remèdes prescrits par les médecins les plus éclairés et les plus habiles ont été guéries comme par miracle, par l'usage, pendant quelques semaines, d'une eau minérale administrée soit en boisson, soit en bains, soit en douches. Cependant cette eau ne contient souvent que quelques atomes de matières étrangères; et comment croire que quelques grains de ces matières, que l'on administre tous les jours au moyen de trois ou quatre verres d'eau minérale, puissent opérer la cure qui se fait sous nos yeux, tandis que les mêmes substances ont été administrées en beaucoup plus grande dose pendant le cours de la maladie sans opérer aucun effet? Il faut donc que l'eau minérale n'ait point agi par les matières pondérables que le chimiste y trouve; mais bien par des agens impondérables qu'il ne peut saisir, dont il ne lui est même pas permis de reconnaître la présence. L'on voit que cette supposition ouvre un champ large à l'imagination, elle en ouvre encore un bien plus grand au charlatanisme : une eau minérale peut être une panacée universelle dans laquelle toutes les infirmités du corps humain vont trouver le remède qui leur est propre. Heureusement des inspecteurs des eaux, médecins habiles, consciencieux, repoussent de toutes leurs forces les idées que quelques personnes pourraient prendre des effets miraculeux des Eaux ; ils font voir que si, dans certaines circonstances, elles opèrent des guérisons remarquables, dans d'autres, et cela assez fréquemment, elles aggravent la maladie et quelquefois amènent la mort. Je pourrais citer plusieurs de MM. les médecins-inspecteurs, que j'ai l'honneur de connaître, justes appréciateurs des effets de leurs Eaux, qui honorent la médecine par leurs lumières et par les efforts qu'ils font pour repousser le charlatanisme qui a souvent accompagné l'administration des eaux minérales; mais en en indiquant quelques-uns, je craindrais d'en blesser d'autres dont j'aurais omis les noms involontairement. Qu'il me soit permis toutefois de faire connaître que c'est dans les entretiens que j'ai eus avec MM. Bertrand et Lucas, pendant les longs séjours que j'ai faits au Mont-Dore et à Vichy, que j'ai pu recueillir des idées positives sur les effets des eaux thermales; effets que ces habiles médecins ont su distinguer au milieu des causes qui les compliquent et des préjugés qui les dénaturent. Pendant mon séjour au Mont-Dore, j'ai encore contracté une autre obligation envers M. Bertrand, qui consacre à des observations physiques et météorologiques le peu d'instans libres que lui laissent les soins assidus qu'il donne au grand nombre de malades qui vont prendre ses Eaux et se confier à sa pratique éclairée; ce savant a bien voulu me communiquer des observations intéressantes sur les phénomènes physiques que présentent quelquefois les sources thermales, et m'associer ainsi à la connaissance de faits qu'une longue observation peut seule donner.

L'on veut donc qu'il y ait dans les eaux thermales des agens impondérables qui produisent la plupart des effets sur l'économie animale dont nous sommes les témoins; mais si ces eaux contenaient un agent impondérable particulier, et que ce fût par lui qu'une partie de leur action fût produite, il s'en suivrait que beaucoup d'entre elles auraient une même efficacité pour certaines maladies pour lesquelles cependant on ne les a pas reconnues salutaires. Que d'Eaux sont pourvues de la même chaleur que celle du Mont-Dore, ont une composition chimique analogue, et ne sont cependant nullement efficaces pour les maladies de poitrine! Il faut donc reconnaître que ce ne sont pas seulement les Eaux qui dans certaines circonstances opèrent les effets que nous voyons; mais l'air et les lieux, mais la hauteur de la colonne atmosphérique concourent à la guérison, et dans certains cas peuvent l'opérer seuls, sans le concours des Eaux. L'influence de l'air et des lieux a été signalée depuis long-temps par le père de la médecine, et on s'obstine à la méconnaître; l'on veut qu'il y ait dans les eaux thermales un agent impondérable, l'électricité, qui en opère les effets, et cependant on ne peut pas en démontrer la présence, et cependant il est physiquement impossible que les eaux thermales charient de l'électricité; car si elles en étaient pourvues dans le sein de la terre, elles l'abandonneraient incontestablement en arrivant à sa surface, et par conséquent l'eau que l'on boit, dans laquelle on se baigne, n'en retiendrait plus.

Sans doute l'électricité est un agent puissant; mais pourquoi la chercher dans l'eau thermale où elle ne peut pas exister plus abondamment qu'elle n'existerait dans une eau de fontaine ordinaire, tandis que l'on peut penser que les vents qui règnent habituellement dans certains lieux, que la collision de l'air contre des montagnes qui avoisinent ces lieux, peuvent y établir une atmosphère électrique toute particulière à la localité de certaines sources thermales. Si vous joignez encore à cette cause puissante la hauteur barométrique plus ou moins forte, ce qui facilite ou gêne plus ou moins l'action des poumons, n'en avez-vous pas assez pour concevoir que certaines maladies trouveront leur remède par l'usage, sur les lieux, de telle ou telle eau, sans avoir recours à une hypothèse que rien ne justifie ?

C'est surtout en écrivant sur une eau minérale qui n'est point chaude, que j'ai dû signaler l'erreur dans laquelle j'ai toujours pensé que l'on était, relativement à l'électricité que l'on prétend être contenue dans les eaux thermales ; erreur que j'ai cherché à combattre dans différentes circonstances (1). Je crois d'ailleurs qu'en fesant sentir aux médecins combien peut être grande l'influence de l'air et des lieux, j'attirerai leur attention sur cet objet, qui me semble important et trop négligé. J'aurai, dans d'autres travaux, l'occasion d'y revenir, et je la saisirai toujours; car je pense que l'on ne doit jamais se lasser de rappeler ce que l'on regarde comme des vérités fondamentales, jusqu'à ce que les esprits en soient bien pénétrés.

Non-seulement on a voulu admettre l'électricité dans les eaux thermales, on a encore voulu que la chaleur dont ces eaux sont pourvues ne fût pas semblable à celle de nos foyers; mais c'est une erreur que j'ai déjà signalée. Je pense devoir y revenir ici; car si l'on continuait à conserver sur la chaleur

(1) *Ann. de Chimie et de Physique; Analyse des eaux de Vichy.*

des eaux thermales les idées qui semblent assez généralement répandues, il s'en suivrait que la chaleur artificielle que l'on emploierait pour échauffer les eaux d'Enghien ne serait pas identique avec la chaleur naturelle dont sont pourvues les eaux de Barèges, du Mont-Dore, etc., etc., ce qui, dans l'opinion publique, serait très-nuisible aux succès que l'on peut attendre de l'usage des eaux d'Enghien. Je pense donc que je ne puis mieux faire, et dans l'intérêt de la science, et dans l'intérêt des eaux sur lesquelles j'écris, que de rapporter ici ce que j'ai dit sur la nature de la chaleur des eaux thermales dans l'avant-propos de l'analyse des eaux de Vichy.

Pendant les quatre années que j'ai été chargé de l'analyse des eaux minérales du royaume, j'ai visité un assez grand nombre d'établissemens thermaux, situés dans différentes contrées de la

France, depuis les Pyrénées jusqu'aux Vosges; partout j'y ai entendu dire que les eaux thermales naturelles conservent leur chaleur plus long-temps qu'une eau de rivière élevée à la même température, au moyen du feu de nos foyers.

Non-seulement cette opinion est généralement répandue parmi MM. les médecins-inspecteurs des eaux et les personnes qui habitent les lieux thermaux; mais elle est encore partagée par un assez grand nombre de médecins qui sont étrangers à l'administration des eaux minérales, et elle se trouve proclamée dans les ouvrages les plus récens (1).

---

(1) « Le calorique qui échauffe les eaux thermales s'y trouve toujours dans un état de combinaison tout particulier qui leur imprime, par rapport à nos organes, des propriétés très-différentes de celles que nous pouvons communiquer à l'eau à l'aide de nos moyens artificiels de chauffage. On supporte les eaux minérales naturel-

Cette opinion ne me semblait être établie que par tradition, et ne m'avait jamais été présentée appuyée d'aucune

---

» les, en boissons et en bains, à un degré de » chaleur bien supérieur à celui de l'eau chauffée » artificiellement. L'eau minérale naturelle, à » 30 ou 34°, ne cause aucune sensation désagréable » sur nos organes, qui seraient douloureusement » affectés par un liquide quelconque chauffé à la » même température. Dans les sources qui don- » nent jusqu'à 70° de chaleur au thermomètre de » Réaumur, non-seulement les substances végé- » tales ne cuisent pas, mais elles paraissent pren- » dre plus de verdure et de fraîcheur. On remar- » que en outre que les eaux thermales se refroidis- » sent en général plus lentement, et s'échauffent » plus difficilement que l'eau pure portée au même » degré de température. » (Article *Eaux minérales* (thérapeutique), par M. Guersent. *Dictionnaire de Médecine*, tome VII, p. 260. Paris, 1823.)

« De même que nous avons fait voir ci-dessus » qu'il y a gaz et gaz acide carbonique, de même » aussi y a-t-il chaleur et chaleur. La chaleur ani- » male est très-différente de celle de nos foyers, » et celle des eaux thermales diffère beaucoup de expérience précise ; je me contentais donc de répondre aux personnes qui m'en parlaient que ce n'était qu'un vieux

---

» celle des eaux communes chauffées à la même » température. 1°. Cette chaleur est plus douce, » plus durable, et , pour ainsi dire, plus en » rapport avec notre nature. Je n'aurais certaine- » ment pu boire de l'eau chauffée à 38° R. : in- » dépendamment de sa température trop élevée, » une eau ordinaire, ainsi chauffée, a une saveur » désagréable ; au lieu que j'ai bu avec plaisir » plusieurs verrées de celle du *Crucifix*, qui est » à la même température, sans éprouver d'autres » sensations, à la bouche et dans les entrailles, » qu'une chaleur douce qui se répandait partout; » 2°. les bains chauffés artificiellement ne tardent » pas à perdre de leur chaleur, et l'on a observé, » depuis sept siècles que l'on fréquente les eaux » de Plombières, que leur température est égale » en hiver comme en été, du moins à l'explora- » tion du thermomètre. » (*Mémoire sur les Eaux minérales des Vosges*; par M. Fodéré, professeur à la Faculté de Médecine de Strasbourg. *Journal complémentaire du Dictionnaire des Sciences médicales*, tom. VI, p. 103. Paris, 1820.)

préjugé, évidemment contraire à ce que la physique et la chimie peuvent nous apprendre et sur le calorique et sur la nature des eaux thermales. M'étant rendu à Bourbonne-les-Bains en 1823, j'y trouvai accréditée, comme partout, l'opinion que je combattais depuis trois ans, mais appuyée d'expériences récentes, imprimées dans différens Mémoires sur les eaux de la source que je visitais, et que l'on me communiqua (1).

---

(1) « Deux baignoires en cuivre, parfaitement » égales dans leurs dimensions, ont été placées à » peu de distance de la source thermale de l'hôpital » militaire, et toutes deux sous les mêmes influences de la température du local, qui était de 22°, » 50 centig., et de la pression atmosphérique marquant 74,75 centimètres. J'ai fait mettre d'abord dans une de ces baignoires 250 litres d'eau » minérale, pour m'assurer de la perte de calorique qui aurait lieu pendant ce transvasement. » Après avoir reconnu qu'elle était de 2° cent., » j'ai fait vider de suite cette baignoire, et en » même temps qu'on y mettait une pareille quan-

L'esprit qui m'a toujours guidé dans l'étude de la science est, je crois, le

---

» tité de la même eau, on versait aussi dans l'au-
» tre 250 litres d'eau commune qu'on avait fait
» chauffer à 50° centig., afin de pouvoir la rame-
» ner sur-le-champ à la température de l'eau mi-
» nérale par le moyen de l'eau froide qu'on y
» ajoutait, avec la précaution d'en retirer une pa-
» reille quantité d'eau chaude, pour ne rien dé-
» ranger à la quantité nécessaire à la précision
» de l'expérience. Après avoir établi ainsi un par-
» fait équilibre entre la température de ces deux
» liquides, j'ai noté les différences de refroidis-
» sement ainsi qu'il suit :

| | TEMPÉRATURE DE | |
|---|---|---|
| | L'eau minérale. | L'eau ordinaire. |
| Commencement de l'expérience à 8 h. du matin. | 48°,00 cent. | 48°,00 cent. |
| Continuation à 10 | 41,00 | 37,50 |
| *Id.* à 12 | 35,50 | 31,00 |
| *Id.* à 2 du soir. | 31,00 | 27,00 |
| *Id.* à 4 | 27,50 | 24,00 |
| *Id.* à 5 | 25,75 | 22,50 |
| *Id.* à 6 | 24,50 | |
| *Id.* à 8 | 23,00 | |
| *Id.* à 9 | 22,50 | |

» On voit, d'après cette expérience, que l'eau

seul qui puisse amener à des progrès réels : je ne fais aucun cas des hypothèses lorsqu'il n'est pas permis d'en estimer la probabilité par quelques faits applicables à l'espèce, et qu'elles ne doivent point amener à des conséquences importantes ; je n'admets les théories que comme moyens faciles de grouper les faits ou de figurer à mon esprit les phénomènes qu'ils présentent, mais je n'en adopte définitivement aucune ; je mets en doute tous les faits jusqu'à ce que je me sois convaincu par moi-même qu'ils sont ce qu'ils ont été annoncés ;

---

» minérale a été treize heures pour perdre les » 25,50 qu'elle avait au-dessus de la température ambiante, et que l'eau ordinaire les a abandonnés en neuf heures seulement ; d'où il résulte que la première conserve sa chaleur un » tiers à-peu-près plus long-temps que la seconde. » (*Analyse de l'eau de Bourbonne ; Recueil de Mémoires de Médecine et de Pharmacie militaires*, tom. XII, pag. 21. Paris, 1822.)

enfin je pense que l'on ne peut combattre des résultats de l'expérimentation que par d'autres résultats de l'expérience, et que c'est vouloir rester dans les ténèbres que de prétendre nier irrévocablement les faits, par cela seul qu'ils sont en opposition avec les théories.

D'après cette manière de philosopher, j'ai dû vérifier par moi-même les résultats que l'on avait obtenus sur la perte de calorique éprouvée par les eaux thermales et les eaux ordinaires amenées, par une chaleur artificielle, à la même température.

En conséquence, j'ai pris trois bouteilles à goulot renversé et bouchant parfaitement avec des bouchons de liége : je les désignerai par *A*, *B*, *C*. La première contenait 2$^k$,192 gr. d'eau pure, la seconde 2$^k$,00 et la troisième 2$^k$, 282 gr.

J'ai rempli la bouteille *A* d'eau ordinaire et j'y ai ajouté environ 13 gram.

de muriate de soude, ce qui est à-peu-près l'équivalent de ce que l'eau de Bourbonne contient de ce sel; les bouteilles *B* et *C* ont été remplies d'eau minérale prise dans le grand puisard qui est dans l'établissement thermal. Voici le résultat de la marche du thermomètre plongé dans le liquide des trois bouteilles, après avoir agité fortement chaque fois pour bien mêler les différentes couches qui se forment assez promptement dans un liquide échauffé et qui est abandonné au repos :

| | Midi $\frac{1}{4}$ | 1 h. 45 m. | 3 h. 30 m. | 7 heur. | 10 heur. |
|---|---|---|---|---|---|
| | centig. | centig. | centig. | centig. | centig. |
| *A* | 48°,10 | 36°,75 | 30°,20 | 24°,40 | 22°,00. |
| *B* | 46 ,50 | 36 ,10 | 30 ,00 | 24 ,40 | 22 ,00. |
| *C* | 46 ,75 | 36 ,00 | 30 ,00 | 24 ,40 | 22 ,00. |

La température de la chambre, qui, au commencement de l'expérience (midi 15 minutes), était à 21° centigrades, n'était plus qu'à 19°,10 à la fin, c'est-à-dire, à dix heures du soir.

Le flacon *A*, qui contenait l'eau ordinaire, a perdu plus de calorique entre midi quinze minutes et une heure quarante-cinq minutes que les flacons *B* et *C* remplis d'eau minérale. Ce résultat est conforme à la loi connue du calorique rayonnant; mais à partir de 3 heures 30 minutes, que la température était sensiblement égale dans les trois flacons, la quantité de calorique perdue dans un temps donné a été rigoureusement la même que celle qui a été abandonnée par l'eau ordinaire.

La crainte dans laquelle je suis toujours d'annoncer des résultats qui ne soient point parfaitement exacts, et le désir que j'ai d'avoir du moins une certitude parfaite des faits que j'observe, m'ont mis depuis long-temps dans l'habitude de recommencer plusieurs fois mes expériences, afin d'être bien convaincu qu'aucune circonstance inobservée ne m'en a pas imposé; j'étais d'ailleurs engagé à suivre ma marche accoutumée par le désir que j'ai de bien convaincre les médecins de l'erreur dans laquelle ils sont sur la nature de la chaleur des eaux thermales. Je recommençai donc mon expérience; mais au lieu de mettre dans le flacon *A* une dissolution de muriate de soude, je l'ai rempli d'eau distillée; les flacons *B* et *C* ont été remplis d'eau minérale de la fontaine de la place, qui est celle dont on fait usage pour la boisson. Voici les résultats obtenus et qui, par leur conformité, ne laissent plus aucun doute :

| | Midi 30 m. | 3 heur. | 5 heur. | 8 h. 30 m. | 10 h. 15 m. |
|---|---|---|---|---|---|
| | centig. | centig. | centig. | centig. | centig. |
| *A* | 49°,50 | 34°,90 | 29°,75 | 24°,60 | 23°,30. |
| *B* | 49 ,50 | 35 ,10 | 29 ,80 | 24 ,60 | 23 ,30. |
| *C* | 50 ,40 | 35 ,15 | 29 ,80 | 24 ,60 | 23 ,30. |

La température atmosphérique, qui, au commencement de l'expérience, était à 24°,00 centig., n'était plus à la fin que de 21°,75.

Il resterait actuellement à expliquer ou du moins à indiquer quelles sont les causes qui m'ont fait obtenir des résultats si différens de ceux que j'ai rapportés plus haut, et que j'ai extraits du Mémoire sur l'analyse des eaux de Bourbonne, inséré dans le *Recueil de Médecine militaire*; je me contenterai de faire connaître celles qui pourraient avoir eu quelque influence, et, pour le reste, je dirai à tous ceux qui se livrent aux sciences d'expérimentation : rapportez vos résultats tels que vous les obtenez, sans vous embarrasser s'ils cadrent avec vos idées ou s'ils leur sont contraires; c'est un devoir dont la conscience vous fait une loi, et que l'avancement de la science réclame.

1°. Les expériences qui ont précédé les miennes ont été faites dans des vaisseaux ouverts, et par conséquent la chaleur se perdait par deux causes, le rayonnement des vases et la formation de la vapeur : or, il est difficile d'avoir deux bassines ou deux baignoires qui soient également claires ou également ternies, et par conséquent on aura plus de perte par le rayonnement dans l'une que dans l'autre. L'eau, pour se vaporiser, étant obligée d'enlever à la masse dont elle sort une portion de sa chaleur, et l'évaporation étant en raison des surfaces, il s'ensuit que, si les deux vases ne sont pas parfaitement dans les mêmes dimensions, la quantité d'eau évaporée, et par conséquent la quantité de calorique enlevé, ne sera pas la même dans les deux cas.

2°. Si l'un des deux liquides est une eau assez fortement chargée de sels et l'autre de l'eau distillée, l'évaporation sera moins considérable dans le premier cas que dans le second, ce qui tient à l'action que les substances salines exercent sur l'eau : or, nous venons de voir que la perte de la chaleur est en raison de la vapeur formée.

3°. Si l'on n'a pas soin de brasser la masse avant que d'y plonger le thermomètre, on n'a point sa température exacte ; la différence de pesanteur spécifique de l'eau chauffée à différens degrés de chaleur décidant bientôt un mouvement dans le liquide, lequel porte vers le fond du vase les surfaces qui se sont refroidies, et qui par là sont devenues plus pesantes, et ramène toujours à la partie la plus élevée les portions les plus chaudes, qui, par cette raison, sont plus légères.

Voilà les causes d'erreur les plus influentes, et que j'ai su éviter en me servant de vases de verre bouchés ; mais ces causes, qui toutes sont très-notables dans des cas ordinaires, auraient dû disparaître dans les expériences que je critique ; car, comment se ferait-il que le hasard aurait fait mettre précisément l'eau minérale dans un vase rayonnant moins que celui dans lequel on a mis l'eau ordinaire ? Comment se ferait-il qu'en treize heures on aurait plongé sept fois le thermomètre dans une couche d'eau qui se serait toujours trouvée à une température plus élevée dans l'eau minérale que dans l'eau pure, etc. ? Pour faire des travaux utiles à l'avancement de la science, il faut savoir observer, et surtout rapporter scrupuleusement ce que les yeux ont vu et ce que les instrumens ont accusé.

En éclairant les médecins sur la véritable idée qu'ils doivent se former du calorique des eaux thermales, je crois avoir fait une chose utile à la science ; car les préjugés ne sont pas seulement funestes en ce qu'ils ne sont point l'expression de la vérité, mais encore parce qu'ils empêchent notre esprit de s'exercer et qu'ils l'habituent à se contenter de raisonnemens faux ou peu fondés.

Mon travail est divisé en six sections : dans la première, je donne la description topographique d'Enghien et quelques idées sur la constitution géologique de la contrée; dans la seconde, je présente l'historique des travaux chimiques qui ont été faits sur l'eau minérale de ce lieu; la troisième est consacrée à la description des sources (1), à faire

---

(1) Lorsque je me suis rendu à Enghien pour faire l'analyse de l'eau minérale, nous avions cherché à déterminer le produit que donne chaque source; mais les résultats obtenus n'étaient qu'une approximation dans laquelle j'avais peu de confiance, et je n'ai pas jugé convenable de les présenter (pag. 49). M. Péligot, à l'obligeance duquel je viens d'avoir recours, a bien voulu me remettre la Note ci-dessous, dont les résultats sont authentiques, puisqu'ils ont été constatés par experts nommés à ce sujet dans une discussion judiciaire. Il a joint à sa Note sur l'écoulement des sources quelques renseignemens sur les établissemens thermaux d'Enghien, que je crois utile de

connaître les soins employés pour garantir l'eau minérale de l'action de l'air, etc.; dans la quatrième section, j'examine l'eau d'Enghien sous le rapport de ses propriétés physiques, et

---

consigner ici, afin de bien établir l'état des choses au moment où je publie mon travail.

*Produit des sources en 24 heures.*

| | litres. | litres. |
|---|---|---|
| *Source Cotte*. | 12060 | |
| Source de la Rotonde. | 24408 | 49501 |
| Source du Réservoir | 13033 | |
| Il y a dans l'établissement de la Pêcherie trois sources dont le produit n'a pas été constaté par experts, mais qui est estimé à | | 25000 |
| Produit total des sources d'Enghien | | 74501 |

Le grand établissement renferme 30 cabinets de bains, 4 cabinets de douches descendantes, et 4 cabinets de douches ascendantes. Au moyen d'un réservoir d'une grande capacité et avec le produit des trois sources, on peut y donner 200 bains ou douches par jour.

L'établissement de la Pêcherie renferme 20 cabinets de bains et deux cabinets de douches; on peut y donner 40 à 50 bains ou douches par jour.

dans la cinquième, je fais connaître ses propriétés chimiques, et je donne les détails de l'analyse; enfin je consacre la sixième section à discuter la valeur des moyens employés dans cette analyse pour estimer la proportion des principes de l'eau minérale.

J'ai donné un peu d'étendue à l'article dans lequel je traite de la géologie de la contrée. J'ai voulu soulever dans l'esprit de mes lecteurs une de ces questions qui excitent vivement la curiosité, et rompre par là la fatigue que les personnes peu familières avec les considérations chimiques pourront éprouver à la lecture nécessairement aride des détails de l'analyse.

Les eaux d'Enghien attirent depuis quelques années l'attention des médecins de la capitale, et bientôt elles auront pris une place distinguée parmi les eaux minérales le plus en usage en France; mais plus la prospérité d'Enghien sera grande, moins on doit oublier que c'est au P. Cotte, qui en découvrit la source en 1766, et à Fourcroy, qui, par l'important travail qu'il publia, commença la renommée de ces eaux, que l'on est redevable d'un si grand mouvement industriel. La mémoire des hommes utiles est bientôt perdue; j'ai voulu, autant qu'il est en moi, garantir les personnes que le besoin de leur santé attirera à Enghien d'une sorte d'ingratitude envers les deux promoteurs de cette industrie qui répand aujourd'hui tant de richesse sur un petit coin de terre autrefois négligé. C'est donc dans ce but que j'ai donné dans la deuxième section de ce travail quelques détails biographiques sur le P. Cotte et sur Fourcroy, qui leur feront connaître ces deux savans recommandables.

J'aurais désiré pouvoir donner une notice médicale sur l'usage et les propriétés de l'eau d'Enghien, ainsi que la pratique éclairée de M. le docteur Lucas, médecin-inspecteur des eaux de Vichy, m'a mis à même de le faire lors de la publication de mon analyse de ces eaux; mais je n'ai pas trouvé les mêmes ressources à Enghien. J'en éprouverais quelques regrets si nous n'étions pas au moment de jouir du *Précis sur les eaux minérales*, ouvrage dans lequel on trouvera un article sur Enghien, qu'il eût été difficile de suppléer : c'est donc au *Précis* de M. le docteur Alibert que les médecins et les malades devront avoir recours pour connaître les propriétés médicinales de l'eau d'Enghien.

---

# ANALYSE

## DE L'EAU MINÉRALE SULFUREUSE

## D'ENGHIEN.

## SECTION PREMIÈRE.

### TOPOGRAPHIE D'ENGHIEN. EXAMEN GÉOLOGIQUE DE LA CONTRÉE.

#### *Topographie d'Enghien.*

Le village d'Enghien est situé sur le bord du bel étang de Saint-Gratien, distant de Paris de quatre lieues, à quelques secondes à l'est du méridien de cette ville, et à 49 degrés de latitude septentrionale. On y arrive par la route de Pontoise et par celle de Saint-Leu, qui communiquent ensemble par un chemin qui sert de diguc à l'étang, et borde l'établissement thermal qui a été formé depuis quelques années.

L'étang de Saint-Gratien est au bas de la colline de Montmorency, de cette ville qui a donné son nom à la vallée si célèbre par la beauté de ses sites et par le séjour qu'y a fait J.-J. Rousseau.

Le bâtiment thermal est vaste et agréablement situé ; il est entouré de belles habitations qui, comme lui, n'ont été construites que depuis l'époque récente où l'on a fait usage de l'eau d'Enghien en bains. Le nouvel encaissement que l'on vient de faire à l'étang, qui ne laissera plus sur ses bords, pendant l'été, des vases dont les exhalaisons pouvaient être nuisibles à la santé et dont la vue était désagréable, permettra encore de l'entourer de jolies maisons qui seront recherchées par les habitans de la capitale qui voudront respirer un air salubre dans une contrée où il y a de la verdure et de l'eau, choses si rares aux environs de Paris.

Le père Cotte a donné une topographie médicale de Montmorency qui est remplie d'intérêt (1); mais nous n'en pouvons parler ici

---

(1) Mémoire lu à la Société royale de Médecine, le 7 novembre 1779.

que succinctement. Il y établit que la population de cette ville, qui, à l'époque où il écrivait, n'était que de 1,500 individus, devait être à-peu-près du double dans le dix-septième siècle, puisque les registres de naissances qu'il a relevés depuis 1620 jusqu'en 1700 lui ont présenté un terme moyen de 85 individus par année, tandis qu'il n'était plus que de 50 en 1779. Il a fait une remarque très-intéressante sur l'influence de la situation des lieux par rapport à ceux qui les habitent. Il y a dans la paroisse de Montmorency un écart de 15 à 20 ménages dont la demeure est humide, solitaire et assez triste; les enfans qui habitent dans ces maisons sont lourds, sombres et d'une figure qui n'annonce rien de spirituel; tandis que les enfans de Montmorency sont vifs, pétulans, et ont beaucoup de facilité pour apprendre.

Le nombre des enfans avait diminué à Montmorency depuis quelques années, et par une cause bien remarquable: « les nour-» rices de ce lieu ont une espèce de réputa-» tion, dit le P. Cotte; mais une heureuse ré-» volution ayant déterminé les femmes à rem-» plir pleinement les fonctions de mère à

» l'égard de leurs enfans, le nombre des » nourrices a beaucoup diminué dans les » campagnes.. » Malgré cette cause de diminution dans le nombre des enfans, les familles en comptaient cinq, terme moyen.

La côte de la vallée de Montmorency est couverte de vignes dont le produit est de médiocre qualité; cependant les coteaux qui se trouvent entre le chemin de Paris et le village de Deuil donnent un vin qui n'est pas mauvais. Il paraît même qu'il était beaucoup meilleur autrefois, puisque les seigneurs de Montmorency, alors qu'ils étaient gouverneurs du Languedoc, y faisaient venir pour leur usage le vin qu'ils récoltaient sur le crû dit *des Mathousines*.

La chaleur se fait quelquefois sentir avec force dans la vallée de Montmorency, qui se trouve garantie des vents de nord-est et du sud-ouest par les collines qui la bornent. D'un autre côté, son encaissement et le voisinage de la rivière y font naître des brouillards qui en rendent le séjour plus humide que n'est celui des villages qui ornent les collines de Montmorency et de Sanois; mais l'air y est toujours pur et la santé des habitans excellente.

Les eaux ne sont pas d'une très-bonne qualité, parce que les puits d'où on les tire ne reçoivent que de l'eau qui a coulé plus ou moins long-temps sur des couches de plâtre : aussi sont-elles, pour la plupart, légèrement séléniteuses; elles contiennent en outre du sous-carbonate de chaux, sel qui se trouve dans toutes les eaux de puits. Pour avoir une eau potable de meilleure qualité, le propriétaire du grand établissement a creusé un puits artésien sur la pente la plus élevée de son jardin, et il a obtenu par ce moyen une eau d'une limpidité parfaite, sortant avec force du sein de la terre et s'élevant au-dessus du sol. C'est une chose très-curieuse pour les personnes qui ne connaissent pas la cause de l'écoulement des puits artésiens, de voir une source abondante sur le bord d'un étang et poussée de bas en haut, à huit ou dix pieds au-dessus du niveau de cet étang. Les propriétaires des environs de Paris qui ont des jardins que le manque d'eau rend arides, peuvent aller voir à Enghien avec quelle facilité, au moyen d'un sondage assez profond, on peut, dans beaucoup de localités, et particulièrement dans notre contrée, se procurer une source abondante d'une eau d'une limpidité parfaite.

Nous allons rapporter ici l'élévation de quelques points des collines de la vallée au-dessus du niveau de la Seine, pris au zéro du pont de la Tournelle, et au-dessus du niveau de l'Océan.

| | NIVEAU de la Seine. | NIVEAU de la mer. |
|---|---|---|
| | mètres. | mètres. |
| Sol de l'église de Montmorency (Cotte) | 82,00 | 105,00 |
| Sommet du plateau au moulin des Champeaux (Cotte) | 141,00 | 164,00 |
| Saint-Leu, sommet du gypse (Cuvier et Brongniart) | 60,00 | 83,00 |
| Sommet du plateau au-dessus de Saint-Leu (Cuvier et Brongniart). | 155,00 | 178,00 |
| Sommet du plateau au-dessus de Saint-Prix (Cuvier et Brongniart). | 150,00 | 173,00 |
| Colline aux Trois-Moulins (Cotte). | 144,00 | 167,00 |

## *Examen géologique de la contrée.*

La vallée de Montmorency, qui est dans le centre du terrain de Paris, que MM. Cuvier et Brongniart ont si bien étudié, et qu'ils ont fait connaître par la publication de leurs belles recherches (1), ne nous rappelle guères, par son aspect riant et paisible, les effroyables révolutions dont elle a été le théâtre. Lorsqu'on parcourt les Alpes ou les Pyrénées, au milieu des décombres amoncelées qu'elles nous présentent, l'imagination de l'homme peut se reporter au temps où la nature, remaniant encore notre globe, changeait sans cesse l'aspect de lieux dont l'état est toujours pour nous un témoignage de la puissance de ses forces; où les montagnes s'élevaient les unes sur les autres, et bientôt se minaient par l'action des eaux, ou s'écroulaient sous la masse immense qu'elles supportaient; mais dans une contrée où à peine quelques collines s'élèvent, où nous ne voyons que quelques cailloux qui semblent avoir été amenés par le cours naturel des eaux, comment imaginer que la nature a pu en faire un lieu de désastre sur lequel des espèces entières de quadrupèdes gigantesques, de nos jours inconnus, ont disparu en-

---

(1) *Description géologique des environs de Paris.* Ce Mémoire fait partie du grand ouvrage de M. Cuvier sur les *Ossemens fossiles.*

fouis dans les terres et sous les eaux? Comment enfin imaginer que la vallée de Montmorency, comme les Alpes ou les Pyrénées, a vu les mers accumulées et travailler dans leur sein un sol qui aujourd'hui est couvert d'habitations, et n'offre à nos yeux que l'image d'une tranquille harmonie? Tel est cependant le résultat des recherches des savans de nos jours, et dont nous allons tâcher de tracer une esquisse.

Dès 1767, le P. Cotte avait déjà recueilli, dans les couches des plâtrières qui bordent la vallée, un assez grand nombre d'ossemens d'animaux marins; il avait aussi constaté dans ces plâtrières l'existence de plusieurs couches de coquilles. Depuis, Lamanon fit de nouvelles recherches, et donna un beau travail sur les ossemens qu'il trouva dans la plâtrière de Montmartre; d'autres naturalistes ajoutèrent à ces faits, et il était résulté de l'ensemble de leurs travaux que le bassin du terrain de Paris, auquel on donnait trente à quarante lieues de diamètre, avait été un grand lac dans lequel les eaux avaient séjourné pendant long-temps, et qui ensuite s'étaient retirées, pour laisser le pays tel que nous le voyons aujourd'hui.

Il y a environ vingt ans que MM. Cuvier et Brongniart examinèrent de nouveau l'état des choses ; ils parcoururent tous les points intéressans du bassin, ils en examinèrent les couches, recueillirent un grand nombre de coquilles et d'ossemens, et ils apprirent aux savans que les formations du terrain de Paris, que l'on croyait si récentes, remontaient déjà bien haut dans la suite des temps ; que les eaux n'avaient pas séjourné tranquillement dans ce bassin ; que de premières couches se formèrent sous les eaux de la mer, que d'autres furent produites sous les eaux douces, et que des retraites et des retours successifs de ces mers et des eaux douces se trouvaient constatés par les débris organiques que l'on rencontre dans différentes couches. Je ne saurais tracer ce tableau aussi bien que l'ont fait MM. Cuvier et Brongniart ; je vais donc les laisser parler :

« En prenant les couches depuis la craie, » on se représente d'abord une mer qui dé- » pose sur son fond une masse immense de » craie et des mollusques d'espèces particu- » lières. Cette précipitation de craie et les » coquilles qui l'accompagnaient cessent

» tout-à-coup ; la mer se retire, des eaux
» d'une autre nature, très-probablement ana-
» logues à celles de nos eaux douces, lui suc-
» cèdent, et toutes les cavités du sol marin se
» remplissent d'argile, de débris de végétaux
» terrestres, et de ceux des coquilles qui vi-
» vent dans les eaux douces ; mais bientôt une
» autre mer produisant de nouveaux habi-
» tans, nourrissant une prodigieuse quantité
» de mollusques testacés tous différens de
» ceux de la craie, revient couvrir l'argile,
» ses lignites et leurs coquilles, et dépose sur
» ce fond des bancs puissans, composés en
» grande partie des enveloppes testacées de
» ces nouveaux mollusques. Peu à peu cette
» production de coquilles diminue et cesse
» aussi tout-à-fait ; la mer se retire et le
» sol se couvre d'eau douce ; il se forme des
» couches alternatives de gypse et de marne,
» qui enveloppent et les débris des animaux
» que nourrissaient ces lacs, et les ossemens
» de ceux qui vivaient sur leurs bords. La
» mer revient encore : elle nourrit d'abord
» quelques espèces de coquilles bivalves et
» de coquilles turbinées. Ces coquilles dispa-
» raissent et sont remplacées par des huîtres.

» Il se passe ensuite un intervalle de temps » pendant lequel il se dépose une grande » masse de sable. On doit croire ou qu'il ne » vivait alors aucun corps organisé dans cette » mer, ou que leurs dépouilles ont été com- » plètement détruites, car on n'en voit aucun » débris dans ce sable; mais les productions » variées de cette troisième mer reparaissent, » et on retrouve, au sommet des montagnes » de Montmartre, de Romainville, etc., les » mêmes coquilles qu'on a trouvées dans les » marnes supérieures du gypse et qui, bien » que réellement différentes de celles du cal- » caire grossier, ont cependant avec elles de » grandes ressemblances.

» Enfin la mer se retire entièrement pour » la troisième fois; des lacs ou des mares » d'eau douce la remplacent et couvrent des » débris de leurs habitans presque tous les » sommets des coteaux et les sufaces même » de quelques-unes des plaines qui les sépa- » rent (pag. 55-56). »

On doit distinguer dans le travail de MM. Cuvier et Brongniart deux choses : 1°. les observations par lesquelles ils ont constaté, par la présence des débris organiques, l'âge des couches; 2°. les hypothèses qu'ils forment sur la nature des élémens dans lesquels ils admettent que les couches se sont formées. Le premier point ne souffre point de discussion, il est incontestable, et ils en ont fait de belles et nombreuses applications en déterminant, par la présence de certains genres de coquilles, l'ordre d'une couche qu'ils rencontraient dans des lieux où la suite n'existait pas; mais quant au second point, il peut être discuté, et l'on peut raisonnablement douter de ces irruptions de la mer, de ses retraites et de son remplacement par les eaux douces. Sur quoi, en effet, établit-on cette opinion? sur ce que les couches, dites *marines*, renferment des coquilles analogues à celles qui vivent dans la mer, et sur ce que celles de ces couches qui sont censé avoir été formées dans les eaux douces ne contiennent que des coquilles de ces eaux. Mais ces coquilles, les poissons, les quadrupèdes ovipares que l'on a trouvés dans les couches des terrains tertiaires, quels rapports ont-ils, si ce n'est quelque analogie de forme, avec les poissons, les quadrupèdes ovipares qui vivent dans nos mers ou nos lacs actuels? Y a-t-il aujourd'hui un seul genre de coquilles ou de poissons qui puisse vivre dans une dissolution de cuivre? Y a-t-il des coquilles, des ovipares qui puissent vivre dans des dissolutions de silice tellement chargées de cette terre, qu'elles en ont laissé cristalliser (confusément) des bancs de sept ou huit mètres d'épaisseur? Non certainement, et nous devons avouer que l'organisation assimilante des animaux de cette époque était aussi différente de celle des animaux actuellement existans, que les eaux d'alors devaient être différentes de celles d'aujourd'hui; car il ne nous est pas plus facile d'imaginer quel peut être l'agent qui dissolvait la silice, qu'il ne nous l'est de concevoir comment des êtres organisés pouvaient vivre dans les dissolutions de cette substance ou dans une dissolution de cuivre (1). Au lieu d'admettre des retraites successives de la mer ou des eaux douces, ne peut-on pas dire que la constitution chi-

(1) Le Mansfield présente des couches contenant le carbonate de cuivre en abondance. Dans ces couches de schistes cuivreux on trouve des monitors, et surtout des poissons en très-grande quantité.

mique du liquide changeait à mesure qu'il s'épuisait des élémens qui concouraient à la formation des couches qui se déposaient, et que par conséquent les animaux qu'il nourrissait subissaient des altérations amenées par le changement qui s'opérait dans la nature chimique du liquide? Et au lieu de ces trois mers qui viennent envahir notre terre, nous n'aurons plus qu'une mer tranquille dans le sein de laquelle se sont formés et déposés successivement la craie, l'argile, le lignite, la silice, le sulfate de chaux, etc. C'est au surplus une opinion que M. Cuvier ne repousse pas lui-même dans le discours préliminaire de son savant ouvrage sur les ossemens fossiles. « Les coquilles annoncent bien que la » mer existait où elles se sont formées; mais » leurs changemens d'espèces pourraient à la » rigueur provenir de changemens légers dans » la nature du liquide ou seulement dans sa » température. Ils pourraient avoir tenu à des » causes encore plus accidentelles (pag. 61). »

Mais une preuve que les coquilles ne peuvent pas servir d'indice pour nous faire connaître ou seulement soupçonner la nature du liquide dans lequel elles ont vécu, c'est que l'on trouve dans le lignite un mélange de coquilles analogues à celles de la mer, et d'autres analogues à celles des eaux douces; mais, dit-on, le lignite était encore mou lorsque le terrain marin qui lui est supérieur s'est formé, et l'agitation a opéré ce mélange des coquilles d'eau douce du lignite et des coquilles marines du terrain qui se formait sur lui. S'il en était ainsi, il faudrait admettre que l'eau de la mer arrivait sur le sol immédiatement après que l'eau douce s'en était retirée, ce qui n'est pas présumable; mais où se retiraient les eaux douces pendant que la mer occupait le terrain? que devenaient les eaux de la mer pendant que les eaux douces déposaient leurs produits? car, d'après les travaux de MM. Cuvier et Brongniart, la formation du terrain du bassin de Paris n'est pas due à une cause locale; ce terrain a été retrouvé, ou du moins une très-grande partie de ses couches, dans un assez grand nombre de parties de la France, depuis le Rhin jusqu'au pied des Pyrénées; M. Brongniart les a souvent retrouvées en Italie; on a constaté en Angleterre que le bassin de Londres est géologiquement identique à celui de Paris; un grand nombre de points de l'Allemagne, la Pologne, et jusqu'à l'Amérique, ont présenté des couches ou chimiquement semblables à celles de ce bassin et accompagnées des mêmes coquilles, ou seulement caractérisées par les coquilles qu'elles présentent. Ainsi ce sont donc des déluges universels qui ont eu lieu; mais six ou sept déluges universels pour la seule formation du terrain parisien seront sans doute un peu difficiles à admettre, et notez que pendant qu'un déluge se fesait, l'eau du déluge précédent ne trouvait plus de place : que devenait-elle donc?

Au surplus, il n'y a pas toujours en mélange des coquilles marines et des coquilles d'eau douce dans le lignite, il y a aussi alternance de ces coquilles (pag. 25); donc elles se sont formées dans un liquide restant toujours en place, mais qui pouvait changer de nature; enfin le grès de Beauchamp (vallée de Montmorency) ne laisse plus aucun doute, et prouve que des coquilles marines et des coquilles d'eau douce ont pu vivre dans le même liquide. Je terminerai ces réflexions par un fait qui dit plus que tous les autres ensemble, et qui me semble trancher la question. La première masse gypseuse de Montmartre contient des coquilles marines; donc, disent MM. Cuvier et Brongniart (pag. 235), elle s'est formée sous la mer. La seconde masse, au contraire, contient des coquilles fluviatiles; donc, disent-ils, elle a été formée sous l'eau douce. Mais cette eau de la mer et cette eau douce étaient donc de même nature, puisque l'une et l'autre ne formaient *uniquement* qu'une trentaine de couches de gypse et de marne qui se superposaient l'une à l'autre; or, puisqu'elles étaient d'une même nature chimique, ce qui est constaté par la conformité des produits, il est permis d'admettre que dans le même liquide, et sous des conditions données, il a pu se produire des coquilles analogues à celles des eaux douces et d'autres également analogues à celles de la mer. Ainsi donc le caractère tiré des coquilles des terrains anciens, lorsqu'il s'agit de déterminer la nature du liquide dans lequel elles ont vécu, n'a pas à beaucoup près un aussi grand poids que le pensent MM. Cuvier et Brongniart.

On a aussi voulu déduire des espèces de végétaux que contiennent certaines couches, la nature du liquide dans lequel elles se sont formées; mais c'est encore un indice peu certain, car on trouve à Sèvres, à Saillancourt, etc., un lit de calcaire marin de trois centimètres d'épaisseur qui présente des empreintes de feuilles; ces empreintes, soigneusement examinées par MM. Cuvier et Brongniart, auxquels se sont joints MM. de Jussieu, Desfontaine, Decandolle, etc., ont permis de conclure que la plupart des feuilles dont elles présentaient la figure n'ont pas pu appartenir à des plantes marines, et cependant elles se trouvent au centre des bancs de calcaire marin et au milieu de coquilles marines les mieux caractérisées (pag. 167).

Enfin il y a un troisième caractère que l'on a employé pour reconnaître quelles sont les circonstances dans lesquelles se sont formées les couches, c'est la présence dans ces couches de débris d'animaux aquatiques ou terrestres. Ce caractère est celui auquel M. Cuvier accorde le plus d'autorité (*Discours préliminaire*, p. 61), et qui lui semble ne pouvoir laisser aucun doute. Cette opinion paraît fondée, mais aussi elle n'offre pas de nouvelles armes à l'hypothèse des six ou sept déluges ; car si le liquide éprouvait des altérations chimiques qui étaient le résultat des formations qui s'étaient produites, et que par là il fût susceptible de nourrir successivement diverses espèces de coquilles, il pouvait aussi recevoir dans son sein, et par successions de temps, des mammifères d'eau douce et d'eau de mer. Quant aux mammifères terrestres, leur présence n'offre aucune difficulté, car jusqu'à présent ce n'est que dans les terrains de transport (1) que l'on a trouvé des genres

---

(1) On a trouvé dans les plâtrières de Montmartre et dans d'autres couches du terrain parisien des débris d'animaux qui appartiennent à des espèces qui vivent aujourd'hui sur la terre ; mais je ne conçois pas l'explication que l'on peut donner de ces faits ; car si le sol était sec, comment se fait-il que les squelettes se trouvent incrustés au milieu d'un banc de plâtre ? et si le sol était recouvert d'eau, comment expliquer la présence de ces squelettes dans les couches où on les trouve ? On peut dire, il est vrai, qu'à l'époque où se formaient les couches de plâtre et de marne il y avait des portions voisines de terre qui n'étaient pas couvertes par les eaux, mais il y aurait bien des objections à présenter à cette manière de voir. Disons donc avec MM. Cuvier et Brongniart : il faut se borner en géologie à l'obser-

analogues aux éléphans, aux rhinocéros, aux hippopotames (*Discours préliminaire*, p. 113); or les terrains de transport recouvrent toutes les couches du terrain parisien, ils sont évidemment le produit d'une révolution tumultueuse qui s'est opérée sur le globe, et qui a été causée par l'envahissement de la terre par les eaux : c'est enfin un déluge universel. Mais ce déluge a dû causer de grands changemens sur notre globe, et pour mieux les faire connaître j'emprunterai la plume de notre grand naturaliste :

« Les irruptions, les retraites répétées des » mers n'ont pas toutes été lentes, ne se sont » pas toutes faites par degrés; au contraire » la plupart des catastrophes qui les ont amenées ont été subites, et cela est surtout facile à prouver pour la dernière de ces catastrophes; pour celle qui par un double » mouvement a inondé et ensuite remis à » sec nos continens actuels, ou du moins » une grande partie du sol qui les forme au-

---

vation des faits, puisque l'hypothèse qui paraît la plus simple et la plus naturelle est sujette jusqu'à présent à des objections insolubles (pag. 340).

» jourd'hui. Elle a laissé encore, dans les
» pays du nord, des cadavres de grands qua-
» drupèdes que la glace a saisis, et qui se
» sont conservés jusqu'à nos jours avec leur
» peau, leur poil, et leur chair. S'ils n'eussent
» été gelés aussitôt que tués, la putréfaction
» les aurait décomposés. Et d'un autre côté,
» cette gelée éternelle n'occupait pas avant
» les lieux où ils ont été saisis, car ils n'au-
» raient pas pu vivre sous une pareille tem-
» pérature. C'est donc le même instant qui a
» fait périr les animaux et qui a rendu gla-
» cial le pays qu'ils habitaient (*Discours pré-
» liminaire,* p. 16-17). »

Lorsque les eaux de ce déluge se sont retirées, la surface sèche du globe s'est peuplée de nouveaux quadrupèdes, et l'homme est venu prendre possession de la terre; car jusqu'alors il ne semble pas qu'il l'eût habitée, ou du moins les parties qui sont actuellement à découvert, puisqu'on ne trouve en effet aucun débris humain au milieu de ces nombreux squelettes anté-diluviens.

C'est probablement pendant qu'a duré ce déluge, ou dans le temps qui l'a suivi, que se sont formés les terrains bas comme la vallée de Montmorency; car il est probable qu'entre Sanois et Montmorency il y avait des couches gypseuses analogues à celles de ces collines et que l'action des eaux a fait disparaître.

La vallée de Montmorency est bornée au sud-ouest par les coteaux de Cormeil et de Sanois, et au nord-est par celui de la forêt de Montmorency. Le fond et les deux extrémités de cette vallée sont d'une constitution géologique entièrement différente de celle de ses bords. Ce sont deux collines gypseuses qui forment ceux-ci, tandis que le fond de la vallée a pour sol le terrain d'eau douce moyen et les couches supérieures de calcaire grossier marin. En effet, de quelque point qu'on arrive dans cette vallée, soit de Louvres, soit de Pontoise, soit d'Herblay ou de tout autre point du plateau calcaire, il faut monter et s'élever au-dessus des dernières assises de ce plateau. Le terrain qui constitue le sol de cette vallée n'a été entamé que dans un petit nombre de lieux, et encore très-peu profondément. Cependant on peut en connaître les premières couches en examinant celles que l'on voit dans les carrières de grès de

Beauchamp, situées dans les bois de Pierre-laie, entre ce village et Franconville.

MM. Cuvier et Brongniart ont reconnu les couches suivantes au-dessous de la terre végétale.

| | mètre. |
|---|---|
| 1°. Fragmens de marne d'eau douce compacte et dure. Il y a aussi des fragmens de silex corné semblable à celui qu'on voit dans le gypse. Environ.......................... | 0,20 |
| 2°. Sable verdâtre agglutiné et comme divisé en deux assises........................... | 0,15 |
| 3°. Sable fin, blanc, et quelquefois un lit de pierre calcaire sableux..................... | 0,60 |
| 4°. Grès dur, même luisant. Il est quelquefois séparé en deux bancs par une couche de sable contenant une quantité prodigieuse de coquilles marines. | |

Lorsqu'on a construit le petit bâtiment qui renferme la seconde source du grand établissement d'Enghien, on a trouvé après la terre végétale une couche de marne de 50 centimètres environ, au-dessous une couche de sable d'abord légèrement coloré, et qui ensuite passait au rouge, en même temps qu'il semblait s'agglomérer; elle avait environ deux mètres. Enfin on est arrivé à une couche de calcaire d'eau douce peu marneux, car il se dissout presque entièrement dans l'acide nitrique. C'est sur cette couche de calcaire marneux que coule l'eau sulfureuse d'Enghien.

La base des collines de Sanois et de Montmorency est formée par des couches gypseuses auxquelles est superposée une masse de sable de 35 à 40 mètres d'épaisseur. Cette couche de sable est recouverte par un banc de meulières sans coquilles, et enfin sur celui-ci se trouve le terrain d'eau douce supérieur (1). Ce terrain d'eau douce supérieur est

---

(1) M. Brongniart trouve une identité géologique parfaite entre les terrains d'eau douce de Rome, de Colle, de Pomarance, etc., et ceux de la plaine de Trappe, du plateau de Montmorency, etc., etc.; et comme les premiers sont produits par les eaux thermales, il admet que les seconds doivent avoir la même origine. Voici ses propres expressions : « Des » résultats parfaitement semblables entre eux per» mettent de leur attribuer une même cause. Nous » pouvons donc présumer que les terrains d'eau » douce des environs de Paris sont dus à d'abon» dantes sources thermales calcarifères et silicifères, » qui se sont taries comme celles de Pomarance le

le premier qui se montre au-dessous de la terre végétale sur le plateau de Montmorency et par conséquent dans la forêt qui le couvre.

---

» sont, et comme celles de Colle sont près de l'être ; » soit que leur réservoir ait été épuisé, soit que leurs » canaux se soient obstrués (p. 319). » Pour moi, qui ai visité un grand nombre de sources thermales, et qui ai beaucoup réfléchi sur les produits qu'elles donnent et les substances qu'elles tiennent en dissolution, je suis bien loin d'admettre le moins du monde que des eaux thermales de la nature de celles que nous voyons aujourd'hui aient jamais pu former des bancs de meulières de quelques mètres d'épaisseur ; mais l'imagination des habitans de Montmorency saisira peut-être avec plaisir un rapprochement d'observations géologiques qui tend à faire considérer leur vallée comme ayant fait partie d'un grand lac alimenté par des sources chaudes qui portaient leurs eaux au-dessus du plateau actuel de la forêt.

## SECTION II.

### HISTORIQUE DES TRAVAUX CHIMIQUES QUI ONT ÉTÉ FAITS SUR L'EAU D'ENGHIEN.

Le P. Cotte (1) a fait connaître dans une lettre adressée à l'abbé Nollet, en 1766, la découverte qu'il venait de faire de la source

(1) Le P. Cotte, prêtre de l'oratoire, fut appelé à la cure de Montmorency en 1760. Pendant cinquante ans il s'occupa sans relâche d'observations météorologiques, et il fut, avec Deluc et de Saussure, l'un des créateurs d'une science aussi curieuse qu'elle pourra devenir utile. Il n'était pas, comme le premier, attaché aux systèmes, qui nous font souvent voir les faits avec un prisme particulier à nos yeux. Comme le second, il se contenta d'observer fidèlement les phénomènes, et il les rapporta avec bonne foi. Le P. Cotte était un de ces savans rares dont le nom n'est recueilli que par les hommes qui cherchent dans la poussière des livres les découvertes trop négligées des observateurs qui les ont précédés. Aussi est-il peu cité dans les traités de

d'Enghien. La lettre du P. Cotte ayant été communiquée à l'Académie des sciences, cette société chargea Macquer d'examiner la nouvelle eau minérale, et ce chimiste y reconnut la présence d'un foie de soufre terreux; mais ses occupations ne lui permirent pas d'en étudier avec plus de soin la composition. Son mémoire est imprimé parmi

---

physique, et le nom d'un homme qui a rendu des services si réels aux sciences n'est-il consigné dans aucune des biographies nouvelles. Le P. Cotte est mort à Montmorency dans les premières années de la restauration. Homme religieux, mais simple, il avait cru ne pas manquer à ses devoirs en fesant un acte que les lois de son pays permettaient; il se maria. Pendant son long ministère il avait accompagné beaucoup de malheureux à leur dernier asile, et peut-être dans ces tristes momens avait-il désigné dans sa pensée la place où devaient reposer ses cendres; mais c'est un vœu que les temps n'ont pas permis de réaliser : le P. Cotte est mort, dit-on, malheureux et persécuté. La postérité reconnaissante se rappellera que c'est ce savant qui le premier fit connaître la source d'Enghien, et qu'il est ainsi le premier moteur de cette active industrie qui fait couvrir de belles habitations un sol qui naguère ne présentait encore qu'une maison de meunier.

ceux de l'Académie pour 1766. Le P. Cotte, sur l'invitation de Macquer, fit un nouvel examen de la source, et il constata le dépôt sulfureux que l'eau forme lorsqu'elle est exposée au contact de l'air.

Ces essais préliminaires furent suivis, en 1771, d'un examen plus approfondi que M. Le Vieillard, propriétaire de la source qui lui avait été concédée par le prince de Condé, fit de l'eau d'Enghien. Il a reconnu dans les essais qu'il fit par les réactifs que la dissolution de sulfate de fer, qui occasione d'abord un précipité noir dans cette eau, en produit ensuite un jaunâtre lorsqu'on l'ajoute en plus grande quantité; effet dont il ne connaissait pas la cause, et que nous savons aujourd'hui être produit par le carbonate de chaux que contient cette eau. Le résultat de son analyse lui fit connaître que deux livres d'eau d'Enghien contiennent : $\frac{16}{25}$ de grain de sel de Glauber, $\frac{9}{25}$ de muriate de chaux, 8 $\frac{8}{25}$ grains de sels séléniteux et alumineux, et 6 $\frac{12}{25}$ grains de terre absorbante. L'analyse de M. Le Vieillard est insérée dans le 9e volume des *Mémoires des Savans étrangers*.

A l'analyse dont nous venons de rapporter les résultats, succéda celle de M. Déyeux, apothicaire de Paris, qui fit l'observation très-curieuse que la chaleur appliquée à l'eau d'Enghien lui fait prendre un coup-d'œil verdâtre, ce qu'il attribue à la réaction que le soufre qu'il dit être contenu dans l'eau exerce sur la chaux qu'il y admet aussi ; en sorte que l'effet de la chaleur est de produire dans l'eau d'Enghien un foie de soufre calcaire. Il a fait encore une autre observation très-importante, c'est que cette eau soumise à la distillation donne un liquide qui précipitait la dissolution d'argent en noir. Enfin il conclut de son travail que l'eau d'Enghien contient du soufre dissous par le principe caustique de Meyer, du sulfate de chaux, du sulfate de magnésie, du muriate de chaux, et de la terre absorbante. L'on verra par la suite que l'analyse de M. Déyeux (*Journal de Physique*, t. III, année 1774, p. 257) se rapproche beaucoup plus de la véritable composition de l'eau d'Enghien que celle de M. Le Vieillard.

M. Roux fut chargé par la Faculté de Médecine d'examiner l'eau d'Enghien. Il lui communiqua son travail le 29 janvier 1774. Il s'en faut de beaucoup qu'il présente le même intérêt que celui de M. Déyeux, car il ne contient aucun fait chimique qui fût nouveau pour le temps. Voici les résultats que j'ai extraits de la brochure in-12 qui a paru en 1785 ; quinze pintes d'eau évaporées dans trois cornues de verre ont laissé 3 gros 12 grains de résidu sec. Cette eau contient du soufre, dont on n'indique pas le dissolvant; du sel de Glauber; des muriates de soude et de chaux; de la terre calcaire pure.

Toutes ces recherches incomplètes furent suivies d'un travail très-étendu que Fourcroy et M. de La Porte entreprirent sur l'eau d'Enghien, d'après la mission qu'ils en avaient reçue de la Société royale de Médecine. Ce travail, commencé en 1785, a été publié en 1788. Nous allons en rapporter avec soin les résultats principaux; car beaucoup de chimistes ne connaissent que par son titre un travail que le nom de Fourcroy (1)

(1) Fourcroy (Antoine-François) est né à Paris le 15 juin 1755. Son père, apothicaire pauvre de la capitale, ne laissa presque rien en mourant. Ses deux

aurait dû garantir de l'oubli dans lequel tombent malheureusement trop vîte les travaux même les plus récents.

---

filles, qui étaient les aînées de Fourcroy, sacrifièrent leur chétif héritage pour faire continuer à leur frère les études qu'il avait commencées, et dans lesquelles il obtenait des succès remarquables. Le célèbre Vicq-d'Azyr fut un des premiers soutiens que Fourcroy trouva dans la carrière des sciences; ensuite Bucquet, son maître et son ami, chercha à le faire connaître en se fesant remplacer par lui lorsque sa faible santé ne lui permettait pas de faire ses cours. Les débuts qu'il fit dans le professorat furent tellement heureux que Buffon lui donna, en 1784, la chaire de professeur de chimie au Jardin du Roi, vacante par la mort de Macquer. C'est dans cette chaire que pendant vingt-cinq ans il professa la chimie avec un charme qui lui était particulier, et avec une éloquence dont il fut un des premiers modèles dans l'enseignement des sciences.

Fourcroy ne fut pas seulement un professeur habile, il fut encore un chimiste distingué et un écrivain remarquable. Il a fait un grand nombre de travaux chimiques, et il a publié plusieurs ouvrages importans. Ce n'est pas ici le lieu de parler de ces travaux, et nous n'avons pas l'intention de donner la liste de ses ouvrages; nous nous contenterons de dire qu'il publia ses *Élémens d'Histoire naturelle*

Fourcroy commence par examiner les propriétés physiques de l'eau d'Enghien. Il lui reconnaît une odeur de foie de soufre. Sa limpidité est parfaite lorsqu'on la voit à la source; mais lorsqu'elle a été exposée au contact de l'air elle se couvre d'une pellicule

---

en 1781, sa *Philosophie chimique* en 1792, et son grand ouvrage des *Connaissances chimiques* en 1801.

L'ordre et l'excellente méthode que Fourcroy apportait dans ses travaux, non seulement lui avaient permis de se rendre familières toutes les sciences que cultive le médecin instruit, mais encore il avait pu consacrer une partie de son temps à cette partie de la science politique que l'on nomme administration. Depuis 1792 jusqu'en 1809 il occupa des places importantes dans l'état, mais elles ne lui firent jamais oublier la science à laquelle il devait toute son illustration.

Il est mort le 16 décembre 1809, à l'âge de 54 ans, frappé d'une apoplexie foudroyante qui fut causée par les chagrins qu'il éprouvait à la cour de Buonaparte. Les sciences ont ressenti cette perte avec douleur, et la philosophie s'est affligée de voir par ce nouvel exemple qu'elle est souvent étrangère à des hommes que la beauté de leur génie semble devoir appeler sous son empire.

qui bientôt se dépose et trouble sa limpidité. Sa saveur est celle des œufs couvés, à laquelle succède bientôt une legère amertume. Il fait à cette occasion une remarque très-curieuse, c'est que cette saveur est plutôt le résultat d'une impression de l'odorat que du sens du goût, puisqu'elle devient insensible lorsque l'on comprime les narines, et qu'alors le palais n'indique plus qu'un goût douceâtre et fade.

La température de la source, prise les 16, 19 et 24 septembre, s'est toujours trouvée de 15 degrés centigrades.

La pesanteur spécifique de l'eau minérale est à celle de l'eau distillée comme 10007 à 10000.

L'action de la chaleur sur l'eau d'Enghien est le sujet du chapitre quatrième. Exposée sur le feu dans un vaisseau ouvert, et portée à l'ébullition, elle a successivement perdu une portion de l'hydrogène sulfuré qu'elle contenait, et après 33 minutes elle en était entièrement privée; mais alors la plus grande partie du liquide était évaporée, car de 24 onces qui avaient été mises dans le vase il n'en restait plus que 7.

L'eau, qui est incolore lorsqu'on la puise à la source, prend une couleur jaune verdâtre lorsqu'on la chauffe; cet effet se fait déjà remarquer à 42 degrés centigrades. La couleur disparaît par le refroidissement, et l'eau se trouble légèrement.

Dans le chapitre 5 il examine les phénomènes qui résultent de l'exposition de l'eau à l'air. Lorsqu'on évapore cette eau à l'air libre, elle laisse déposer du soufre et du sous-carbonate de chaux. Ce même effet a lieu lorsque l'eau reste exposée au contact de l'air sans être soumise à l'action de la chaleur. Il recherche quel peut être celui des élémens de l'atmosphère qui produit cette précipitation; en conséquence il expose de l'eau minérale sous des cloches pleines d'azote, d'oxigène, d'acide carbonique, d'air atmosphérique pur. L'eau qui était sous la cloche remplie d'air atmosphérique se troubla légèrement après quelques heures; celle qui se trouvait sous la cloche remplie d'acide carbonique se troubla un peu plus promptement, et une partie de l'acide carbonique fut absorbée; celle qui était en contact avec l'oxigène donna, quelques minutes après, des stries blanches et opaques qui se sont bientôt réunies en nuages; enfin l'eau qui était en expérience avec l'azote avait conservé une limpidité parfaite, même après soixante-douze heures de contact. De ces faits, Foucroy conclut que c'est l'oxigène de l'atmosphère qui opère la décomposition de l'eau d'Enghien lorsqu'elle est exposée à l'air, ce qu'il explique par l'union de l'oxigène de l'air avec l'hydrogène de l'hydrogène sulfuré et la mise à nu du soufre.

Le soufre qui se dépose est accompagné de sous-carbonate de chaux; la précipitation de celui-ci est produite par la soustraction de l'acide carbonique que l'air enlève à l'eau.

Fourcroy fait précéder le chapitre septième, qui traite de l'emploi des réactifs, par des réflexions sur l'usage de ces agens. Il nous rappelle que Boyle publia en 1685 un ouvrage particulier sur l'emploi des réactifs. Duclos, Boulduc, en proposèrent ensuite quelques autres; Shaw, Cartheuzer, Monnet, ajoutèrent quelques agens nouveaux à ceux indiqués par leurs prédécesseurs, et enfin Bergmann donna, dans une dissertation sur l'analyse des eaux minérales, de nouvelles lumières sur l'emploi des réactifs.

Je ne rapporterai point ici les effets que Fourcroy a obtenus de tous les réactifs qu'il a employés en très-grand nombre, ce qui occupe dans son ouvrage 146 pages de texte. L'on voudra bien se reporter au temps où le travail de Fourcroy a été fait; à cette époque, presque tout était nouveau en analyse, et l'hydrogène sulfuré, qui est le principe le plus important de l'eau d'Enghien, n'était connu que depuis peu de temps. Il a donc eu pour but de déterminer les caractères et les principales propriétés de l'hydrogène sulfuré et des hydro-sulfures; mais tout ce qui concerne ces corps est aujourd'hui assez parfaitement connu, et les essais de Fourcroy ne présenteraient plus le même intérêt qu'ils avaient lorsqu'il les a publiés. Je me contenterai de faire connaître l'action de quelques réactifs que je n'ai point employés parceque cela était inutile, mais qui présentent cependant des faits intéressans ou que je dois consigner pour en conserver la propriété au chimiste qui les a le premier signalés.

Il fait voir que l'eau de chaux occasione

un précipité abondant, qui est formé de sous-carbonates de chaux et de magnésie; une partie du premier sel était contenue dans l'eau, l'autre a été formée par la chaux du réactif et l'acide carbonique que contient l'eau minérale.

Bergmann avait indiqué l'acide nitreux pour précipiter le soufre des hydro-sulfures. Fourcroy se sert de ce réactif, et il observe que la liqueur reste blanche et ne dépose rien, même après trois jours d'action. Il fait chauffer, et à 56 degrés centigrades la liqueur exhale une odeur de soufre très-prononcée; elle s'éclaircit parfaitement, et des petites boules de soufre se déposent. C'est par cette quantité de soufre déposée qu'il a déterminé celle de l'hydrogène sulfuré contenue dans l'eau.

L'acide sulfureux blanchit l'eau d'Enghien, et 24 heures après il s'était rassemblé au fond du vase un dépôt de soufre abondant.

L'acide muriatique oxigéné, lorsqu'il est versé en trop grande quantité à la fois dans l'eau d'Enghien, n'y occasione aucun trouble; lorsque au contraire on le verse par petites doses, il blanchit la liqueur, et par le repos le soufre se précipite. Le soufre étant précipité ne se redissout plus, quelle que soit la quantité d'acide muriatique oxigéné que l'on ajoute. Il explique très-bien la cause de ces différens effets.

L'acide arsenique versé dans l'eau d'Enghien y occasione un précipité jaune ; mais ce qu'il y a de particulier, c'est que ce précipité rassemblé n'est pas d'un poids plus fort que n'est celui du soufre contenu dans l'eau minérale. D'où Fourcroy conclut que l'acide arsenique est un mauvais moyen pour déterminer la quantité de soufre que contient une eau minérale.

Le mercure agité avec l'eau d'Enghien est converti en une poudre noire qui est un sulfure de mercure très-divisé. Tout le soufre n'est pas précipité, car l'eau conserve une très-grande partie de son odeur hépatique.

Une dissolution de cuivre versée dans l'eau d'Enghien y a produit un précipité brun-noirâtre. Je rapporte ce résultat pour arriver à une remarque très-intéressante, c'est que ce sulfure ayant été parfaitement desséché fut mis dans un bocal qui resta ouvert; au bout de quelques mois il était converti en sulfate.

Une dissolution d'acétate de plomb versée dans l'eau d'Enghien y a occasioné un précipité qui était composé d'oxide de plomb, de sulfure de plomb, de muriate et de sulfate de plomb.

Dans le chapitre 17 Fourcroy s'occupe de la distillation de l'eau d'Enghien, et il fait connaître dans ce chapitre un fait très-intéressant, c'est que la première portion de liqueur qui passe contient non-seulement de l'hydrogène sulfuré, mais encore de l'acide sulfurique. Quelques légers indices de soufre surnageaient cette liqueur, en sorte que l'on doit croire que l'acide sulfurique était dû à une portion d'hydrogène sulfuré sur laquelle l'air des vaisseaux avait réagi. Mais pourquoi tout le soufre n'est-il pas converti en acide sulfurique? c'est ce qui me semble assez difficile à concevoir. Au surplus les chimistes savent très-bien que l'hydrogène sulfuré dissous dans l'eau présente le même phénomène : une partie du soufre se précipite, et la liqueur contient de l'acide sulfurique.

Dans le chapitre 18 notre célèbre chimiste

procède à l'évaporation de l'eau d'Enghien. Il fait d'abord évaporer 150 livres d'eau dans des capsules de verre placées sur un bain-marie. Il obtient un résidu pesant 1 once 7 gros 40 grains. Dans une seconde opération, il fait évaporer 300 livres d'eau au moyen de deux bains-marie d'étain; lorsque la liqueur est en consistance épaisse, il la transvase dans une capsule de porcelaine, et le tout étant amené à siccité laisse un résidu du poids de 3 onces 1 gros 30 grains. Il procède à une troisième évaporation, et distribue 100 livres d'eau d'Enghien dans dix cornues qui furent placées sur des bains de sable chauffés. Vers la fin de la distillation tous les liquides furent réunis dans une cornue dans laquelle la matière fut amenée à siccité. La cornue ayant été cassée, on en retira 1 once 2 gros 8 grains de résidu. Enfin, dans une quatrième opération, il fait évaporer dans un bain-marie d'étain 300 livres d'eau d'Enghien qu'il avait préalablement exposée pendant dix-sept jours dans des terrines découvertes pour qu'elle puisse se débarrasser de l'hydrogène sulfuré qu'elle contient. On obtint 4 onces 2 gros de résidu, à quoi il faut ajouter 4 gros de matière qui s'était précipitée dans les terrines. Il y a telles de ces évaporations qui n'ont été achevées qu'après 16 jours d'un feu soutenu. J'ai voulu mentionner ce fait, pour faire voir avec quelle patience et quelles peines cette analyse de l'eau d'Enghien a été faite.

On procède dans le chapitre 19 à l'analyse des résidus des évaporations ci-dessus. Traités d'abord par l'alcool, ce menstrue enleva un peu de sel d'epsom, de sélénite, de soufre, et du muriate de magnésie ainsi que du muriate de soude. Fourcroy fait remarquer à ce sujet que le sulfure de chaux est très-soluble dans l'alcool et que cette dissolution est décomposée en partie par l'eau. Au traitement par l'alcool succède celui par l'eau froide, qui enlève au résidu du sulfate de magnésie qui était mêlé de muriate ; car, dit-il, l'esprit-de-vin ne dissous pas complètement tous les sels déliquescens d'un résidu d'eau minérale. Le résidu épuisé par l'eau froide est traité par l'acide muriatique, qui enlève des sous-carbonates de chaux et de magnésie, et laisse une portion indissoute qui, traitée par l'eau bouillante, a été reconnue pour de la sélénite. Il est resté une petite quantité d'un résidu insoluble qui était de la silice.

On trouve (page 284) un fait qui me paraît intéressant, s'il est vrai, c'est que le muriate de magnésie desséché est plus soluble dans l'alcool que ce même sel cristallisé, et contenant par conséquent de l'eau.

Je viens d'analyser avec scrupule et en détail le beau travail de Fourcroy; j'en ai fait ressortir avec soin tous les faits intéressans, et j'ai rendu un juste hommage à une analyse que la mienne ne pourrait faire oublier que parce qu'elle a été faite dans un temps où la chimie analytique est incomparablement plus avancée qu'elle ne l'était à l'époque où fut entreprise celle de Fourcroy. Les procédés analytiques qu'il a employés sont en général bons, et l'on admire dans ce laborieux travail la patience du chimiste qui l'a entrepris; mais tout cela n'étonnera pas lorsque l'on saura que les détails de cette analyse étaient suivis par M. Vauquelin, débutant à cette époque dans le laboratoire de Fourcroy, qui a eu la gloire de former un de nos plus célèbres chimistes, dont il a su faire son ami, et que pendant vingt-cinq ans il a tellement associé à ses travaux que leurs noms sont devenus désormais inséparables.

M. Henry fils, pharmacien, membre de l'Académie royale de Médecine, et M. Frémy, pharmacien, membre de la même académie, ont aussi analysé l'eau d'Enghien; mais après m'être autant étendu sur le beau travail de Fourcroy que je l'ai fait, je crois inutile de donner un précis des recherches de ces messieurs : je me contenterai de rapporter dans le tableau suivant les résultats de leurs analyses. L'analyse de la source Cotte par M. Henry est consignée dans le tome IX (année 1823) du *Journal de Pharmacie*, p. 491; celle de la source de la Pêcherie est inédite et m'a été communquée par M. Péligot, auquel M. Henry l'a remise. Les analyses de M. Frémy ont été publiées en 1825 dans le tom. XI du *Journal de Pharmacie*, p. 69.

| SUBSTANCES CONTENUES DANS L'EAU D'ENGHIEN. | | FOURCROY. | M. HENRY. | | M. FRÉMY. SOURCES DE LA PÊCHERIE. | |
|---|---|---|---|---|---|---|
| | | | SOURCE Cotte. | SOURCE de la Pêcherie. | Boisson. | Bains. |
| | | gramme. | gramme. | gramme. | gramme. | gramme. |
| Gaz azote | | » | 0,017 | 0,0100 | 0,020 | 0,026 |
| Acide carbonique | | 0,212 | 0,248 | 0,2540 | 0,260 | 0,462 |
| Hydrogène sulfuré | | 0,432 (1) | 0,018 | 0,0160 | 0,039 | 0,057 |
| Hydro-sulfures | de chaux | » | 0,557 (2) | » | 0,104 | 0,079 |
| | de magnésie | » | | 0,1190 | » | 0,105 |
| Muriates | de soude | 0,027 | 0,050 | 0,0205 | » | 0,017 |
| | de magnésie | 0,051 | 0,010 | » | 0,028 | 0,100 |
| Sulfates | de chaux | 0,372 | 0,050 | 0,0610 | 0,290 | 1,280 |
| | de magnésie | 0,082 | 0,105 | 0,0730 | 0,130 | 0,024 |
| Sous-carbonates | de chaux | 0,239 | 0,330 | 0,4000 | 0,340 | 0,322 |
| | de magnésie | 0,018 | 0,038 | » | 0,060 | 0,169 |
| | de fer | » | » | » | 0,003 | 0,035 |
| Silice | | Des traces. | 0,040 | 0,0510 | 0,060 | 0,030 |
| Matière végétale | | Des traces. | Quantité indét. | 0,0250 | 0,030 (3) | 0,045 (3) |

(1) Fourcroy admettait que tout l'hydrogène sulfuré qui est contenu dans l'eau d'Enghien y est libre, sans qu'aucune portion soit engagée avec les bases.

(2) C'est sous cette forme que M. Henry présente son résultat.

(3) M. Frémy admet dans l'eau d'Enghien une matière *végéto-animale*, ce qui annonce qu'il a isolé cette matière, et qu'il a obtenu du carbonate d'ammoniaque de sa distillation.

Il n'entre point dans mon intention de discuter les résultats présentés par MM. Henry et Frémy. Je préviendrai seulement les chimistes qu'il n'y a qu'une seule et même eau à Enghién; et ils jugeront alors que si par hasard il s'introduisait un filet d'eau douce dans l'une des sources, cela changerait nécessairement le poids des substances contenues dans l'eau minérale, mais nullement leur rapport; ainsi l'alcali, la chaux, la magnésie, etc., etc., seront toujours dans le même rapport, quelle que soit d'ailleurs la quantité pondérable de ces substances.

---

## SECTION III.

DESCRIPTION DES SOURCES. SOINS EMPLOYÉS POUR GARANTIR L'EAU MINÉRALE DE L'ACTION DE L'AIR. CHAUFFAGE DE L'EAU.

### *Description des sources.*

Je n'ai point sous les yeux la description de la source d'Enghien par le P. Cotte; mais je vais rapporter celle qui en a été donnée par les commissaires de la Faculté de Médecine en janvier 1774.

La digue de l'étang de Saint-Gratien est dirigée du nord-est au sud-ouest, et a un déchargeoir à chacune de ses extrémités; c'est près de ces déchargeoirs que sont situées les sources. Celle qui est à l'extrémité sud-ouest de la digue est peu considérable; il n'en est pas de même de celle qui est à l'extrémité nord-est, du côté de Montmorency. Les commissaires en découvrirent encore une troisième dans la prairie qui est à la tête de l'étang.

La source principale, celle du nord-est, sortait autrefois du glacis du déchargeoir. M. Le Vieillard a fait creuser dessous le glacis pour suivre la source jusqu'à une masse de pierre d'entre laquelle elle sourcille. Il a fait construire un bassin de pierre pour la recevoir, et il l'a fait couvrir d'une voûte en maçonnerie. La source se trouve ainsi garantie de l'inondation par les eaux de l'étang à laquelle elle serait exposée lorsqu'elles coulent par le déchargeoir. Ayant recueilli le produit de la source, les commissaires ont constaté qu'elle pouvait fournir six mille trois cent six pintes d'eau en vingt-quatre heures.

Lorsque Fourcroy examina les lieux en 1785, les choses étaient dans le même état relativement à la source du nord-est, qui est la seule qu'il décrit; mais il fait connaître qu'en suivant le ruisseau du déchargeoir il trouva à quatre-vingts pieds de la source un écoulement peu abondant d'une eau également sulfureuse.

Après avoir rapporté ce qui existait autrefois, nous allons faire connaître l'état actuel des choses. On ne pouvait entrer dans le bâtiment qu'avait construit M. Le Vieillard et qui ressemblait, dit Fourcroy, à un regard, qu'en se tenant baissé, puisqu'il s'élevait à peine de trois pieds au-dessus du sol. M. Péligot a disposé le bâtiment d'une manière beaucoup plus convenable, et il est assez élevé pour que les buveurs puissent se tenir debout; il n'y a qu'au-dessus du bassin de la source que la voûte se trouve très-bas, mais cela ne gêne en rien pour puiser l'eau.

En creusant le sol à six ou sept mètres de distance de l'ancienne source, à laquelle nous donnerons le nom de Cotte, on en a trouvé une nouvelle qui est beaucoup plus abondante; elle est renfermée dans une rotonde très-proprement construite, et ayant environ deux mètres de diamètre. Elle s'élève au-dessus du sol d'une égale hauteur, et l'on descend à la source au moyen d'un escalier qui longe la courbe du bâtiment.

Les eaux de la source Cotte sont amenées par un conduit en terre dans un petit canal où se rendent celles de la nouvelle source, et toutes les deux réunies sont conduites par un canal en zinc dans un grand réservoir qui se trouve dans le bas d'une tour où sont placés les appareils de chauffage. En creusant le sol pour construire le réservoir, on a encore trouvé de l'eau sulfureuse et on a eu soin de la recueillir; car le grand nombre de bains que l'on donne dans la saison des eaux n'a pas permis de négliger cette heureuse abondance d'une eau qui semble promettre à la médecine un remède de la plus grande énergie.

J'aurais désiré pouvoir donner ici le produit de l'écoulement des sources en vingt-quatre heures; mais l'opération nécessaire pour arriver à ce résultat n'ayant pas été faite avec toute la rigueur désirable, et ne voulant consigner dans mon travail que des résultats qui soient irrécusables, je m'abstiendrai de rien mentionner à ce sujet. Tout ce que je puis dire, c'est que l'abondance des sources est telle qu'elles ont toujours fourni beaucoup plus d'eau que le besoin du service ne l'a exigé, même dans le temps où l'on donne le plus de bains.

## *Soins employés pour garantir l'eau minérale de l'action de l'air.*

De la source Cotte au réservoir il y a une distance de quinze mètres environ, et pendant ce trajet l'eau étant agitée avec l'air aurait pu éprouver un commencement de décomposition, car la conversion de l'hydrosulfure en hypo-sulfite se fait très-promptement. Pour éviter cette décomposition, le tuyau en zinc qui la conduit se recourbe à angle droit dans le réservoir et plonge au fond; du reste, il n'a presque que le diamètre nécessaire à l'écoulement de l'eau. L'on voit, par cette disposition, qu'il n'y a que très-peu d'air dans le tuyau, et qu'en faisant plongèr ce tuyau au fond du réservoir, le peu d'air qu'il renferme ne se renouvelle jamais, en sorte que l'eau n'est plus en contact qu'avec l'azote qui n'a point d'action sur l'hydrosulfure qu'elle contient. Le réservoir lui-même est parfaitement clos et ne laisse aucun accès à l'air, si ce n'est par un jeu de soupape qui lui permet d'entrer lorsque l'action des pompes élève l'eau pour la porter dans les cuves où elle est chauffée à la température convenable pour être donnée en bains. Tous les conduits, tous les robinets des diverses parties de l'appareil sont en zinc, de sorte que l'eau n'éprouve pas la moindre décomposition.

## *Chauffage de l'eau.*

La tour est élevée de trois étages, à chacun desquels se trouve un appareil de chauffage, et ce chauffage se fait dans des cuves de bois parfaitement closes, en sorte que l'eau ne peut éprouver aucune décomposition de la part de l'air. Quant au mode de chauffage, je ne pourrais l'indiquer sans le secours de figures; mais il est établi de telle manière que l'eau ne peut jamais recevoir qu'un degré de chaleur modérée, et l'on s'est assuré que dans cet appareil elle n'éprouve aucune altération quelconque. Pour économiser le combustible, j'avais engagé, il y a quatre ans, le propriétaire d'Enghien à substituer à ses moyens actuels le chauffage par la vapeur, et j'avais indiqué un appareil absolument semblable à celui décrit dans le tom. IX (année 1824) des *Annales des Mines*, et que M. Emile Gueymard a appliqué avec succès pour chauffer l'eau d'Uriage qui, comme celle d'Enghien, est froide; mais les frais des appareils dont on se sert étant faits, on a remis jusqu'à présent à adopter le mode que j'ai proposé. On concevra combien il serait économique, puisqu'il s'agit de n'avoir plus qu'un seul foyer au lieu de trois qui existent aujourd'hui.

## SECTION IV.

### EXAMEN PHYSIQUE DE L'EAU D'ENGHIEN.

#### ARTICLE PREMIER.

*Odeur.*

Ce qui frappe d'abord dans l'examen physique de l'eau d'Enghien, c'est l'odeur d'hydrogène sulfuré qu'exhale cette eau; cette odeur est si forte qu'elle se fait sentir à plusieurs mètres de distance des sources. Cependant il ne se dégage aucun gaz quelconque de ces sources; mais l'eau, dans son évaporation insensible, entraîne de l'hydrogène sulfuré. Cette évaporation donne lieu à un phénomène très-remarquable, c'est la formation de l'acide sulfurique sur la voûte du bâtiment qui renferme la source. L'eau hydro-sulfurée qui se dépose sur cette voûte se convertit bientôt, par le contact de l'air, en acide sulfurique, dont on reconnaît facilement la présence en enlevant avec une éponge les gouttes d'eau qui se rassemblent sur les silex dont la voûte est en partie formée. Lorsque je recueillis pour la première fois, il y a quatre ans (1), l'eau acidulée qui s'attache après les pierres qui forment l'enceinte de la source Cotte, j'eus le soupçon que l'acide sulfurique que l'on a trouvé dans les cavités intérieures de certains volcans pouvait devoir son origine à la même cause. Cette première idée se trouve aujourd'hui parfaitement confirmée par un fait très-intéressant que nous a fait connaître M. de Humboldt (2). Ce savant voyageur, auquel toutes les branches des sciences naturelles et physiques sont familières, et qui a tant contribué à leur avancement, nous apprend que l'intérieur du volcan le Puracé renferme des lagunes considérables dont l'eau est chargée d'hydrogène sulfuré. De ce volcan sortent les sources du Rio-Vinagre,

(1) Fourcroy et d'autres personnes avant lui avaient déjà signalé la présence d'un acide dans l'eau que le froid de la voûte fait condenser sur ses parois.

(2) *Annales de Chimie et de Physique*, t. XXVII, pag. 122.

qui forment, dans un chute de 700 mètres, trois cascades considérables. Les eaux de cette rivière sont acidules, et M. de Humboldt a constaté qu'elles doivent leur acidité à la présence des acides sulfurique et muriatique ; mais il n'a pas soupçonné l'origine de l'acide sulfurique. Cet acide, selon lui, se trouvant tout formé dans l'eau qui sort du Puracé. Pour moi, je pense qu'il ne sort de ce volcan qu'une eau hydro-sulfurée, qui dans sa chute et dans les bassins des cascades se convertit en acide sulfurique. Je dois faire remarquer que l'eau des lagunes, outre l'hydrogène sulfuré, renferme aussi de l'acide muriatique, ce qui rend encore plus probable que l'eau du Rio-Vinagre doit son origine à ces lagunes.

## ARTICLE DEUXIÈME.

### *Couleur.*

Les eaux d'Enghien sont parfaitement limpides et incolores lorsqu'elles sortent du sein de la terre; mais bientôt l'air les décompose : aussi voit-on que le ruisseau dans lequel elles s'écoulent lorsqu'on ne les utilise plus après la saison des bains, est couvert d'une pellicule de soufre et de sous-carbonate de chaux qui se précipite successivement et trouble la transparence de l'eau.

## ARTICLE TROISIÈME.

### *Saveur.*

La saveur première de l'eau d'Enghien est celle des œufs couvés, mais elle est bientôt remplacée par un sentiment d'amertume que fait éprouver l'hydrogène sulfuré qu'elle contient. Fourcroy a très-bien fait voir que le goût d'œuf couvé est le résultat de l'impression de l'odorat, et non du palais; car l'eau n'est que douceâtre et fade lorsque avant de la boire et en la conservant dans la bouche on se presse les narines.

## ARTICLE QUATRIÈME.

### *Température.*

La température de la source d'Enghien semble n'éprouver aucune variation. Fourcroy l'a trouvée en septembre 1785 de 15 degrés centigrades; je l'ai prise avec beaucoup de soin le 8 septembre 1824, elle était de 14,75 degrés centigrades.

## ARTICLE CINQUIÈME.

### *Pesanteur spécifique.*

J'ai pris avec une balance de Nicholson la pesanteur spécifique des trois sources du grand établissement thermal, et elles ont demandé toutes les trois la même charge. L'eau distillée et celles des sources ayant été ramenées à la température de 11,75 centigrades; la pesanteur spécifique de la première étant de 29568, celle de l'eau minérale était de 29593; ce qui est à-peu-près dans le même rapport que 10000 à 10008. Brisson, d'après ce que nous rapporte Fourcroy, a trouvé un peu moins de 10007, ce qui se rapproche de mon résultat autant que des expériences de ce genre peuvent se rapprocher.

## SECTION V.

### EXAMEN CHIMIQUE DE L'EAU D'ENGHIEN ET RÉSULTATS DE L'ANALYSE (1).

#### ARTICLE PREMIER.

*Action de la lumière, de l'air, et du calorique sur l'eau d'Enghien.*

L'eau d'Enghien n'éprouve aucune altération de la part de la lumière.

L'air a une action très-prononcée sur cette

---

(1) Ne faisant point usage dans cette analyse de la nomenclature introduite depuis quelques années pour désigner les combinaisons du soufre et du chlore avec l'hydrogène, et celles qui résultent de l'union de ces acides avec les bases, je dois exposer ici les motifs qui m'engagent à conserver les noms anciens.

Dans le système de la nomenclature proposé en 1788, la terminaison en *ique* est appliquée aux acides eau ; elle se couvre d'une pellicule blanche composée de soufre et de sous-carbonates de

---

qui contiennent le maximum d'oxigène dont le radical puisse être saturé. Comment donc peut-on vouloir appeler acide hydro-sulfurique, acide hydrochlorique, etc., des acides qui ne contiennent pas le moindre vestige d'oxigène? Dans ce même système, la terminaison en *ate* est appliquée aux sels dont l'acide est le plus oxigéné. Comment a-t-on pu vouloir désigner sous les noms d'hydro-sulfates, d'hydro-chlorates, des sels dont l'acide ne contient pas d'oxigène? Je sais qu'on objecte que les noms ne signifient rien par eux-mêmes : cela est vrai ; mais lorsqu'ils sont formés par un système de nomenclature, ou il faut changer ce système, ou il faut rester dans la règle si l'on veut être entendu et ne pas replonger la science dans le chaos. Et en effet, n'est-ce pas tout confondre que d'appeler acide hydro-sulfurique un acide qui ne contient pas d'oxigène, tandis que cette même dénomination convient parfaitement à l'acide sulfurique concentré qui est formé d'un atome d'acide réel et d'un atome d'eau, et encore à celui qui est formé d'un atome acide réel et de deux atomes d'eau? La dénomination d'hydro-sulfate, si mal adaptée à un sel dont l'acide ne renferme pas d'oxigène, ne convient-elle pas au contraire parfaitement aux sulfates qui contiennent de l'eau de cristallisation?

chaux et de magnésie, quelque temps après qu'elle est exposée à l'air. Fourcroy a constaté que cette décomposition était beaucoup plus prompte, et qu'elle commence même

---

Il est vrai que le type d'après lequel on aurait formé la nomenclature de la famille des hydracides est défectueux, ce qui n'est pas étonnant, puisque l'on ne connaissait de cette famille que l'hydrogène sulfuré, que l'on ne considérait pas comme un acide; mais il fallait corriger ce vice particulier de la nomenclature, sans vicier tout le reste du système. Je suis bien éloigné d'avoir la prétention d'être nomenclateur; mais ne pouvait-on pas affecter la terminaison en *hydre* aux hydracides, et faire précéder cette terminaison du nom de l'élément auquel l'hydrogène se combine? On aurait eu de cette sorte des acides *sulphydre*, *chlorhydre*, etc., etc., et leurs combinaisons avec les métaux eussent été des *sulfo-hydrures*, des *chloro-hydrures*, etc., etc.; et si, pour plus de régularité, on avait voulu faire disparaître des combinaisons de ces acides avec les oxides la terminaison en *ure*, puisque cette terminaison est affectée dans le système de la nomenclature à des combinaisons dans lesquelles l'oxigène n'entre pas, on aurait eu des *sulphydrettes*, des *chlorhydrettes*, etc., qui auraient désigné les sels résultant de l'union des hydracides avec les oxides.

presque instantanément lorsqu'à l'air atmosphérique on substitue du gaz oxigène (p. 61). M. Vauquelin a fait remarquer depuis, comme un phénomène assez particulier, qu'une eau qui contient de l'hydrogène sulfuré et du carbonate de chaux en dissolution se décompose beaucoup plus promptement à l'air que si elle ne contenait que de l'hydrogène sulfuré pur ou du carbonate de chaux seul (*Journal de Pharmacie*, mars 1825).

Cette action de l'air sur l'eau d'Enghien doit être bien connue des médecins qui la prescrivent; c'est dans ce but que j'ai fait les expériences suivantes.

J'ai exposé de l'eau à l'air pendant des durées de temps diverses, et j'ai ensuite versé dans les bocaux qui la contenaient une dissolution de sulfate de cuivre acidulée par l'acide sulfurique. L'eau offrait à l'air une surface de 42 centimètres carrés, et la hauteur de la colonne était de 10 centimètres environ; les vases étaient exposés à la lumière diffuse, dans une chambre où le jour n'était pas très-vif. La quantité de sulfure de cuivre obtenu fait connaître celle de l'hydrogène sulfuré libre ou combiné que contenait l'eau, et par conséquent celle que l'air a détruite, puisque j'ai essayé comparativement l'eau de la source qui n'avait point été exposée au contact de l'air. J'ai toujours opéré sur une mesure d'eau du poids de 442,5 grammes ; mais pour que les résultats puissent se comparer plus facilement avec ceux de l'analyse, je les rapporterai à ce qu'ils eussent été si j'avais employé 1000 grammes d'eau.

| | POIDS DU SULFURE de cuivre. |
|---|---|
| | gramme. |
| Eau qui n'a point été exposée à l'air.... | 0,248 |
| Eau exposée à l'air pendant 3 heures... | 0,215 |
| pendant 6 heures... | 0,194 |
| pendant 12 heures... | 0,176 |
| pendant 24 heures... | 0,153 |
| pendant 48 heures... | 0,120 |

L'on conclut de ces résultats que l'eau d'Enghien qui a été exposée à l'air pendant 12 heures a perdu précisément le tiers de l'hydrogène sulfuré qu'elle contient, et qu'après 24 heures d'exposition elle n'en renferme presque plus que la moitié de ce qu'elle contenait primitivement (1). L'on doit donc recommander avec soin aux malades de ne point faire usage de l'eau qui reste dans une bouteille lorsqu'ils n'ont pas pu boire dans la matinée toute celle qu'elle contenait.

L'eau d'Enghien soumise à l'action de la chaleur n'éprouve pas le même effet lorsqu'elle est chauffée dans des vaisseaux ouverts ou dans des vases fermés. Fourcroy a constaté que cette eau se décompose difficilement lorsqu'elle est chauffée et portée à l'ébullition dans un vase offrant une large surface à l'air; mais enfin au bout de 30 à 35 minutes d'ébullition elle ne contient plus d'hydrogène sulfuré (pag. 44). J'ai constaté, au contraire, que si l'eau est chauffée dans des vases clos, et qui en soient entièrement remplis, elle ne perd qu'une portion de son

(1) On conçoit très-bien que les résultats que je présente ne sont que relatifs, et non pas absolus; ils eussent été tout autres si la surface de l'eau restant toujours la même, sa masse eût changé, c'est-à-dire si la colonne du liquide eût été ou moindre ou plus haute.

hydrogène sulfuré, et elle en conserve toujours la plus grande partie, quel que soit le temps pendant lequel l'ébullition est prolongée. Cela tient à ce que l'eau d'Enghien contient un hydro-sulfure, et que ce genre de sel, lorsqu'il est dissous dans l'eau, perd une partie de son hydrogène sulfuré lorsqu'on le soumet à la chaleur de l'ébullition; mais à mesure qu'il s'est dégagé de l'hydrogène sulfuré, la quantité de la base a augmenté par rapport à celui qui reste, et elle exerce, par cette raison, une plus forte action sur lui et s'oppose par conséquent de plus en plus à son dégagement.

Quoique l'ébullition prolongée en vases clos ne détruise jamais entièrement l'eau d'Enghien, elle lui fait cependant éprouver des altérations si considérables, que je pense que ce serait un remède trop incertain dans ses effets, et que les médecins rejetteraient bientôt, si une chaleur modérée lui faisait éprouver des changemens aussi notables dans sa constitution chimique, puisque cette eau, qui sort froide du sein de la terre, doit être chauffée pour pouvoir être administrée en bains ou douches; j'ai donc dû, dans l'intérêt de l'art médical, constater d'une manière bien précise quel est l'effet que produit sur l'eau d'Enghien une chaleur peu élevée, et je vais rapporter ici les expériences que j'ai faites à ce sujet.

J'ai adapté un bouchon de liège à une bouteille à goulot renversé, et ce bouchon, qui entrait d'un centimètre environ dans le goulot, a été percé pour laisser passer un tube droit dont le calibre intérieur avait deux millimètres. La tare de la bouteille ayant été faite, elle fut remplie d'eau d'Enghien jusqu'au goulot, et elle en contint 1165 grammes. Il restait entre la surface de l'eau et le bouchon un espace vide de six à sept centimètres cubes environ. La bouteille fut mise dans un chaudron rempli d'eau à la température de 35 degrés centigrades; l'équilibre de température s'établit bientôt entre l'eau minérale et celle du bassin, et celle-ci fut maintenue pendant six heures entre 33 et 35 degrés centigrades. Le liquide s'étant dilaté par la chaleur vint toucher la surface du bouchon, en sorte qu'il ne restait plus d'air dans l'appareil. L'eau qui avait éprouvé cette température de 35 degrés pendant six heures, fut ensuite décomposée par une dissolution de sulfate de cuivre acidulée par l'acide sulfurique, et je fis une expérience comparative avec de l'eau qui n'avait pas été chauffée. Voici les résultats que j'ai obtenus, rapportés à ce qu'ils eussent été si j'avais opéré sur 1000 grammes d'eau :

| | POIDS DU SULFURE de cuivre. |
|---|---|
| | gramme. |
| Eau non chauffée............. | 0,248 |
| Eau chauffée pendant 6 heures. | 0,248 |

Ainsi l'eau chauffée n'avait pas perdu la plus petite quantité de l'hydrogène sulfuré qu'elle contenait, soit libre, soit combiné ; et comme la température à laquelle elle a été portée est un peu plus élevée que n'est celle à laquelle on prend ordinairement les bains, il en résulte qu'on peut chauffer l'eau d'Enghien à la température convenable pour être administrée en bains sans qu'elle éprouve la moindre altération. Cependant il m'a semblé que cette température de 35 degrés n'était pas assez élevée, et que la chaleur que l'eau perd dans les conduits exige qu'elle soit portée à un plus haut degré dans les cuves où se fait le chauffage; j'ai en conséquence repris mon appareil ci-dessus, et j'ai mis dans la bouteille 1160 grammes d'eau minérale, en laissant entre la surface de l'eau et le bouchon un espace vide de la contenance de 10 à 12 grammes qui s'est entièrement rempli lorsque l'eau a été dilatée par la chaleur. La bouteille fut plongée jusqu'au col dans de l'eau portée à 50 degrés centigrades, et la température fut maintenue entre 48 et 50 degrés pendant six heures; après quoi l'eau minérale fut décomposée par la dissolution de cuivre acidulée comparativement avec de la même eau non chauffée. Voici les résultats obtenus :

| | POIDS DU SULFURE de cuivre. |
|---|---|
| | gramme. |
| Eau d'Enghien prise à la source..... | 0,248 |
| Eau d'Enghien chauffée à 50 degrés pendant six heures.............. | 0,240 |

Ainsi l'eau d'Enghien chauffée pendant six heures à la température de 50 degrés n'avait perdu que le trentième de l'hydrogène sulfuré qu'elle contient; perte qui peut être regardée comme nulle, et qui ne peut, en aucune manière, diminuer l'action de l'eau minérale.

Ce n'est donc plus un désavantage pour l'eau d'Enghien de sortir froide du sein de la terre, puisqu'on peut la porter à un degré de chaleur beaucoup plus élevé qu'il n'est nécessaire de le faire pour pouvoir l'administrer en bains ou douches. L'eau d'Enghien froide a même un grand avantage sur une eau thermale sulfureuse dont la température serait trop élevée; car celle-ci ne pourrait perdre de sa chaleur qu'en restant exposée à l'air, ce qui l'exposerait à une décomposition plus ou moins complète, tandis que la première peut être chauffée sans éprouver aucune espèce de décomposition, pas même celle qui résulterait du dégagement de l'acide carbonique libre qu'elle contient, puisqu'il s'est à peine dégagé quelques petites bulles de cet acide, et qu'elle n'a pas déposé le moindre vestige du sous-carbonate de chaux qui se précipite si promptement lorsque l'eau est exposée à l'air.

L'action d'une chaleur élevée appliquée à l'eau d'Enghien n'a pas pour seul effet de dégager une partie de l'hydrogène sulfuré qu'elle contient ; l'acide carbonique libre ainsi que l'azote sont encore au nombre des produits que l'on obtient. L'appareil dont je me sers pour recueillir les gaz que renferment les eaux que j'examine, consiste en un ballon ayant une capacité de 2,983 litres, garni d'un ajutage en cuivre, sur lequel se monte une cuvette également en cuivre. Le fond de la cuvette a en saillie un petit tube d'un centimètre de long et de cinq millimètres d'ouverture, qui sert à conduire les gaz dans l'éprouvette que l'on met sur cette cuvette. La garniture est munie intérieurement d'un crochet au moyen duquel je suspends un thermomètre dans le ballon, ce qui me met à même de connaître l'effet que produit sur l'eau chaque degré de chaleur (1). Mais cet appareil, qui est excellent lorsqu'il ne s'agit que d'essayer si une eau contient quelques portions d'azote ou d'acide carbonique, n'est plus bon lorsque ce dernier se

---

(1) M. Anglada a déjà fait connaître un appareil à-peu-près semblable à celui que je viens de décrire et qui lui a servi au même usage. (*Annales de Chimie et de Physique*, t. XVIII, p. 113.)

trouve en quantité notable, parce que les bouteilles dont on se sert pour recueillir les gaz versent de l'eau froide dans la cuvette, et cette eau, par sa pesanteur, se substitue bientôt à celle qui est bouillante et que contient le matras, ce qui empêche de connaître précisément la quantité d'eau que l'on soumet à l'ébullition; mais comme l'azote se dégage d'abord, si l'on n'a pour but que de recueillir ce gaz, on peut se servir dans tous les cas de l'appareil que je viens de décrire. J'ai obtenu de $3{,}050^{\text{kil.}}$ d'eau d'Enghien 64 centimètres cubes de gaz qui se composaient de $22{,}50^{\text{cent. m. cu.}}$ d'azote et de $41{,}50^{\text{c. m. cub.}}$ d'acide carbonique et d'hydrogène sulfuré. Lorsque j'ai cessé de recueillir les gaz, le dégagement se continuait encore avec force, mais je me suis assuré que l'azote n'en fesait plus partie. En fesant les corrections nécessitées par la température et la pression, on peut estimer à 7 centimètres cubes l'azote contenu dans un litre d'eau d'Enghien.

Lorsque l'eau d'Enghien est arrivée au terme de l'ébullition, elle prend une teinte verdâtre; cette ébullition étant continuée pendant quelque temps, l'eau se trouble subitement, et peu de momens après elle redevient parfaitement claire. Le trouble que l'on observe est dû à la précipitation du sous-carbonate de chaux que l'acide carbonique abandonne et qui reste pendant un instant combiné avec l'eau; la chaleur en exsude bientôt cette eau, et le sous-carbonate se dépose sur les parois du matras : alors le liquide reprend sa transparence.

## ARTICLE DEUXIÈME.

### *Action des réactifs sur l'eau d'Enghien.*

L'essai d'une eau par les réactifs est une sorte d'analyse préliminaire qui nous met sur la voie des substances que contient cette eau, ce qui nous indique la marche que nous devons suivre pour isoler les uns des autres les corps dont nous avons reconnu la présence. Plus on a d'habitude dans l'analyse, et plus on parvient à circonscrire le nombre des réactifs qui sont nécessaires pour reconnaître les substances qui entrent dans la composition d'une eau minérale. Mais à l'époque à laquelle Fourcroy a fait l'analyse de l'eau d'Enghien, la chimie analytique était à son berceau; aussi ce chimiste célèbre a-t-il soumis l'eau qu'il examinait à l'action de presque tous les agens énergiques connus de son temps, et il en a décrit avec soin les effets. Nous ne suivrons pas une marche aussi laborieuse.

### *Effets produits par les couleurs bleues végétales.*

Le sirop de violettes verdit légèrement. Le papier de tournesol rougi par un acide est ramené lentement à sa couleur primitive. Si l'on éprouve comparativement les effets de l'eau de chaux sur les couleurs bleues végétales, on reconnaît qu'ils sont beaucoup plus prononcés.

### *Effet de la noix de galle.*

L'infusion de noix de galle ne fait éprouver aucun changement à l'eau d'Enghien.

### *Effets produits par les acides.*

Les acides nitrique et sulfurique ne troublent point la transparence de l'eau d'Enghien, mais ils développent davantage l'odeur de l'hydrogène sulfuré.

### *Effets de l'eau de chaux et des alcalis caustiques.*

L'eau de chaux produit un précipité abondant. L'ammoniaque et la potasse caustique en déterminent également un, mais qui l'est beaucoup moins.

### *Effet de l'oxalate d'ammoniaque.*

L'oxalate d'ammoniaque occasione un précipité abondant.

### *Effets produits par les sels barytiques.*

Ces sels occasionent dans l'eau d'Enghien un précipité qui ne diminue que peu par l'addition de l'acide nitrique.

*Effets des dissolutions métalliques.*

Les dissolutions d'argent, de cuivre et de fer, produisent dans l'eau d'Enghien un précipité noir. Celui produit par la dissolution de cuivre est mêlé de flocons bleus verdâtres, qui disparaissent par l'addition d'un acide; ils sont dus à une portion de sous-carbonate hydraté de cuivre qui est le résultat de la réaction du sous-carbonate de chaux sur le sel cuivreux. Si l'on verse préalablement de l'acide nitrique dans l'eau d'Enghien et qu'on la laisse exposée pendant quatre à cinq jours à l'air, le précipité formé par le nitrate d'argent est très-peu abondant; il est d'abord légèrement coloré, mais il brunit bientôt.

*Effets produits par quelques substances animales et végétales.*

Je n'ai point constaté par moi-même l'effet de l'eau d'Enghien sur le lait et le petit-lait, mais Fourcroy nous a fait connaître que le lait n'éprouvait aucune altération. Le petit-lait produit dans ces eaux un léger nuage, que ce célèbre chimiste attribue à la formation d'un phosphate calcaire, mais il ne dénature nullement l'eau. Le lait et le petit-lait peuvent donc être associés comme boisson à l'eau d'Enghien.

Les sucs de cresson, de cochléaria, de bourrache et de joubarbe font disparaître presque instantanément l'odeur hépatique de l'eau d'Enghien; mais comme ils lui en substituent une autre qui leur est en partie propre, il serait bon de reconnaître chimiquement si l'hydrogène sulfuré est détruit. Jusque-là il ne semble pas convenable d'associer ces jus d'herbes à l'usage des eaux d'Enghien.

J'ai cru devoir mentionner ici les effets que je viens de rapporter d'après Fourcroy, afin d'éclairer les médecins sur l'administration médicale des eaux d'Enghien.

## ARTICLE TROISIÈME.

### *Produit de l'évaporation de l'eau.*

J'ai fait évaporer 7,458 kil. d'eau d'Enghien dans une capsule de porcelaine pouvant contenir deux litres de liquide, placée sur un fourneau dans lequel j'entretenais un léger feu qui maintenait toujours la liqueur entre 80 et 90 degrés centigrades. Lorsqu'il n'est plus resté que 150 ou 200 grammes de liquide, je l'ai transvasé dans une petite capsule de porcelaine, et j'ai bien lavé, avec une portion d'eau minérale que j'avais réservée, celle d'où je la retirais. J'ai soigneusement gratté avec un couteau pour enlever un dépôt qui s'était formé pendant le cours de l'évaporation et qui adhérait fortement aux parois, et je l'ai réuni avec la liqueur que je faisais évaporer dans la petite capsule. Quoique j'eusse gratté soigneusement, il restait encore une portion adhérente de dépôt; je l'ai enlevée avec de l'acide nitrique faible, et j'ai fait évaporer à siccité, dans un creuset de platine, la dissolution qui en est résultée. Le creuset a été porté au rouge-blanc, et j'ai réuni le produit de cette calcination à celui provenant de l'évaporation de l'eau. Au moyen de ces soins minutieux, je n'ai éprouvé aucune perte, et je suis certain d'avoir recueilli tous les produits fixes que contient l'eau d'Enghien.

Le résidu ayant été desséché pendant six heures dans un bain-marie chauffé au degré de l'eau bouillante, était du poids de $\overset{\text{gram.}}{4,988}$; par conséquent 1000 grammes d'eau m'auraient donné $\overset{\text{gram.}}{0,669}$.

## ARTICLE QUATRIÈME.

### *Examen du résidu provenant de l'évaporation de l'eau d'Enghien.*

Les $\overset{\text{gram.}}{4,988}$ de résidu mentionnés dans l'article précédent ont été mis dans une bouteille avec 400 grammes d'eau distillée. On a agité cinq à six fois dans la journée, et le lendemain on a décanté le liquide clair, qui a été remplacé par une nouvelle quantité de 400 grammes d'eau distillée. Après le troisième lavage, on a versé le résidu insoluble dans un verre à patte dans lequel on l'a encore lavé trois fois : le troisième lavage ne donnait pas le moindre louche avec le muriate de baryte. Le résidu insoluble dans l'eau ayant été desséché au bain-marie pesait $\overset{\text{gram.}}{3,81}$ (*A*).

Les 1600 grammes d'eau qui ont été employés aux six lavages ci-dessus ont été évaporés à une chaleur de 80 à 90 degrés centigrades, et lorsqu'il n'est plus resté que 15 à 20 grammes d'eau l'on a retiré la capsule du feu. On a décanté le liquide au milieu duquel baignaient les croûtes qui s'étaient formées pendant l'évaporation, et on les a bien lavées. Les eaux de ces lavages réunis aux 15 ou 20 grammes ci-dessus ont été évaporées dans une très-petite capsule de porcelaine, et lorsqu'il n'est plus resté environ que 5 à 6 grammes de liqueur, on a laissé refroidir, et on a décanté. Les croûtes qui se sont encore formées pendant cette nouvelle évaporation ont été réunies aux précédentes, et enfin l'on a continué ce mode d'opérer jusqu'à ce qu'on fût bien assuré que la liqueur qui restait (*B*) ne contenait plus de sulfate de chaux. Les croûtes qui se sont formées pendant les différentes évaporations, ayant été chauffées au bain-marie, étaient du poids de 1,097 gram. C'était du sulfate de chaux parfaitement pur.

La liqueur (*B*) ci-dessus ayant été évaporée à siccité, il est resté un résidu qui, desséché au bain-marie pendant cinq à six heures, était du poids de 1,677 gram.

Fourcroy a signalé une matière végétale dans l'eau d'Enghien; tous mes soins se portaient à l'isoler et à en reconnaître les propriétés. Je mis donc ce produit dans un flacon à l'émeril avec 20 grammes d'alcool à 45 degrés, et j'eus soin d'agiter de temps en temps. Au bout d'un mois le liquide fut décanté et remplacé par 10 grammes d'alcool. Je fis encore trois autres lavages alcooliques; ils furent tous réunis et évaporés à siccité (*C*).

Le résidu insoluble dans l'alcool était du poids de $1^{\text{gram.}},12$; il était un peu coloré. Traité par l'eau (*D*), tout s'est dissous, à l'exception d'un résidu du poids de $0^{\text{gram.}},01$. Ce résidu a été mis dans une petite capsule de platine que l'on a placée sur le feu; il a brûlé avec la flamme bleue du soufre, et il est resté une matière noire du poids de $0^{\text{gram.}},005$ qui ont été reconnus pour de la silice et de l'alumine colorées par un peu de charbon provenant de la combustion de la matière végétale que contient l'eau d'Enghien, et qui s'attache à tous les produits que l'on obtient de l'analyse de cette eau.

La dissolution (*D*) a été examinée pour reconnaître si elle contenait de la chaux, mais elle n'en renfermait pas le moindre vestige. En conséquence on a mis cette dissolution dans un flacon à l'émeril, et on a versé dedans de l'eau de chaux pure, qui a occasioné un précipité de magnésie colorée. La liqueur, qui contenait un excès d'eau de chaux, a été enlevée avec une pipette, et on y a réuni les eaux de lavage de la magnésie (*E*).

Cette magnésie a été recueillie sur un filtre pesé, qui a été desséché au bain-marie. Le poids de ce filtre a été augmenté de 0,262 gram. On a détaché une portion de l'hydrate sans enlever du papier du filtre, elle était du poids de 0,163 gram. On l'a calcinée à blanc dans un creuset de platine pendant un quart d'heure, et cette calcination lui a fait perdre la teinte ocreuse qu'elle avait sur le filtre : elle était d'un blanc éclatant et ne pesait plus que 0,098 gram.; donc les 0,262 gram. ci-dessus se seraient réduits à 0,105 gram., qui correspondent à 0,308 gram. de sulfate de magnésie anhydre; par conséquent l'on aurait obtenu de 1000 grammes d'eau d'Enghien une quantité de magnésie qui aurait correspondu à 0,041 gram. de sulfate anhydre.

La liqueur (*E*) a été évaporée à siccité, puis on a lavé le résidu à plusieurs reprises avec quelques grammes d'eau distillée, et l'on a ensuite évaporé dans une petite capsule de porcelaine les eaux provenant de ces lavages, pour en retirer le peu de sulfate de chaux qu'elles avaient dissous (*F*).

Le résidu a été repris par l'eau distillée, qui a séparé le sulfate de chaux du sous-carbonate qui s'était formé pendant l'évaporation et qui était dû à l'excès d'eau de chaux employé. On s'est assuré d'ailleurs qu'il avait été parfaitement épuisé par le lavage du sulfate de chaux qu'il contenait, en le traitant par l'acide nitrique, qui a dissous le sous-carbonate de chaux et qui n'a rien laissé. La dissolution de sulfate de chaux provenant des lavages du résidu ci-dessus, a été évaporée à siccité pour prendre le poids du sel, et avoir ainsi un contrôle du résultat que donne la magnésie hydratée, et qui indique, comme nous l'avons vu, 0,041 gram. de sulfate de magnésie anhydre dans 1000 grammes d'eau d'Enghien. Le poids de ce sulfate de chaux desséché au bain-marie était de 0,665 gram.; calciné à blanc, il n'a plus été que de 0,53 gram.. La calcination lui a fait perdre une légère teinte jaunâtre qu'il avait avant. Mais 0,53 gram. de sulfate de chaux contiennent une quantité d'acide sulfurique qui répond à 0,63 gram. de sulfate de magnésie anhydre, et la magnésie que nous avons recueillie ne nous a indiqué que 0,41 gram. de ce sel. Je pensai que le sulfate de chaux pouvait retenir de la chaux et même de la magnésie, qui auraient été entraînées par l'eau qui avait tenu ce sel en dissolution; je traitai donc le sulfate de chaux par l'acide nitrique pour enlever les terres dont je le présumais mélangé, mais l'acide n'enleva que des traces de magnésie et de chaux, et je retrouvai après l'évaporation de cet acide 0,061 gram. d'un résidu que je reconnus pour du sulfate de potasse. Je traitai alors par l'eau distillée les 0,469 gram. de sulfate de chaux qui étaient restés après le traitement par l'acide nitrique, et j'en retirai encore 0,081 gram. de sulfate de potasse; il me resta définitivement un sulfate de chaux très-pur, qui se trouva du poids de 0,388 gram. après avoir été calciné au blanc. Le calcul nous indique que cette quantité répond à 0,047 gram. de sulfate de magnésie anhydre, qui doivent être contenus dans 1000 grammes d'eau d'Enghien.

Ce n'est certainement pas une bien grande découverte que d'avoir trouvé quelques centigrammes de sulfate de potasse dans l'eau d'Enghien, mais la marche qui m'a amené à reconnaître cette substance doit être remarquée par les jeunes chimistes. Si je ne cherchais pas toujours à contrôler mes résultats de toutes les manières possibles, je me serais contenté, et la très-grande majorité des chimistes agit ainsi; je me serais contenté, dis-je, de la magnésie obtenue pour déterminer le poids du sulfate de magnésie que contient l'eau; mais j'ai voulu voir si l'acide sulfurique qui entre dans la composition du sulfate formé répondait à celui qu'exige la magnésie obtenue, et j'ai été amené par là à trouver le sulfate de potasse que je n'y soupçonnais pas, et que certainement je n'aurais pas rencontré si je n'avais pas recueilli le sulfate de chaux. La marche que je suis dans mes travaux est laborieuse, et, par ce moyen, l'on ne parvient pas à faire aussi fa-ilement des mémoires que Scudéry enfantait des volumes; mais on n'est chimiste que lorsqu'on connaît bien les propriétés des corps, et l'on ne parvient à connaître leurs propriétés qu'en les examinant sous toutes leurs faces.

La liqueur (*F*) a été évaporée à siccité, et le résidu fut desséché pendant quelque temps à la chaleur du bain-marie. Ce résidu était du poids de $0^{\text{gram.}},422$, lesquels ont été dissous dans l'eau et ont donné une dissolution du poids de $5^{\text{gram.}},458$. Il a été pris $2^{\text{gram.}},09$ de cette dissolution, qui ont été essayés par le muriate de baryte, précipité abondant; par l'eau de chaux, rien; par le sous-carbonate d'ammoniaque, rien; par le muriate de platine, sel potasso-de-platine; par le nitrate d'argent, précipité brun, en partie soluble dans l'ammoniaque. Ces résultats me firent connaître quelles étaient les substances dont se composait ma dissolution, et qui consistaient en hypo-sulfite, sulfate et muriate de potasse, sans vestiges de sels calcaire ni magnésien. Du reste, je n'ai pu y signaler la présence d'une matière végétale : peut-être tout ce qu'en contenait (*B*) a-t-il été entraîné par la magnésie et le sulfate de chaux.

Je pris donc les 3,368 gram. de dissolution qui me restaient, je les étendis d'eau et je les précipitai par le nitrate d'argent. Le précipité bien lavé par décantation fut ensuite mis dans une petite capsule de porcelaine, qui fut placée dans un bain-marie ; après la dessiccation son poids fut constaté de 0,340 gram.

Ce muriate était gris-brunâtre, je l'ai mis dans un verre avec 5 à 6 grammes d'ammoniaque ; j'ai bien agité et j'ai couvert le verre. Le lendemain, la liqueur étant bien éclaircie, j'ai enlevé avec une pipette le liquide clair, et, après le lavage, il m'est resté dans le verre une substance noire du poids de 0,083 gram. ; par conséquent le poids du muriate d'argent était de 0,257 gram., ce qui répond à 0,1336 gram.

de muriate de potasse. Celui du sulfure répond à 0,032 gram. d'hypo-sulfite.

J'ai versé de l'acide muriatique dans la liqueur ci-dessus qui surnageait le muriate et le sulfure d'argent, et qui contenait du nitrate d'argent en excès. Le muriate d'argent ayant été séparé, j'ai fait évaporer à siccité; j'ai repris le résidu par l'eau distillée, et j'ai précipité la dissolution qui en est résultée par le muriate de baryte. J'ai obtenu un précipité de sulfate de baryte du poids de 0,139 gram., qui répond à 0,104 gram. de sulfate de potasse.

Le résidu (*C*) qui contient toutes les matières solubles dans l'alcool laissées par l'évaporation de l'eau d'Enghien, a été repris par l'eau. La liqueur avait une odeur fortement alliacée, et il est resté une portion blanche-jaunâtre insoluble. On a décanté la liqueur claire, on a bien lavé la matière insoluble, et toutes les eaux ont été évaporées. L'eau distillée mise sur le nouveau résidu a encore développé une forte odeur alliacée, et il est resté une portion insoluble, ayant la même apparence que celle désignée ci-dessus. Enfin, après cinq opérations successives, on a vu qu'il était impossible d'enlever l'odeur alliacée aux résidus repris par l'eau; l'on a donc fait évaporer la dernière dissolution à siccité, mais en n'employant jamais que la chaleur du bain-marie : il est resté un résidu du poids de 0,383 gram. (*G*).

Les dépôts qui se sont formés pendant les cinq évaporations ci-dessus ont été réunis, et leur poids a été constaté de 0,045 gram. Ils ont été mis dans une petite capsule de platine que l'on a placée sur les charbons; la matière a pris feu et a brûlé avec la flamme du soufre : il est resté un résidu noir du poids de 0,013 gram. Ce résidu a fait effervescence avec l'acide muriatique et a laissé dégager une odeur d'acide sulfureux. La dissolution muriatique ayant été enlevée avec la pipette de dessus une matière noire insoluble dans l'acide, on a pris le poids de cette matière; il était de 0,001 gram. : c'était du charbon.

La dissolution muriatique a été précipitée par l'eau de chaux, et l'on a recueilli 0,005 gram. d'hydrate de magnésie. Les 0,045 gram. étaient donc composés de :

| | gramme. |
|---|---|
| Soufre .......................... | 0,0320 |
| Magnésie .......................... | 0,0035 |

Acide sulfureux indiqué par l'effervescence et l'odorat;

Matière végétale représentée par 0,001 gram. de charbon.

Le résidu (*G*) pesant 0,383 gram. a été dissous dans l'eau, et l'on a essayé la dissolution pour reconnaître si elle contenait de la chaux, mais elle n'en a pas présenté le moindre vestige. En conséquence on a mis cette dissolution dans un flacon bouchant à l'émeril, et l'on a versé dedans de l'eau de chaux. Lorsque le précipité a été bien rassemblé, on a enlevé la liqueur surnageante (*H*) avec une pipette; la magnésie a été bien lavée et les eaux de lavage furent réunies à la liqueur ci-dessus.

La magnésie, qui était colorée, a été mise sur un filtre pesé, que l'on a desséché dans un bain-marie : l'augmentation était de 0,123 gram. Sans gratter le filtre, il a été enlevé 0,05 gram. de matière qui, calcinée à blanc dans le creuset de platine pendant un quart d'heure, ont laissé 0,033 gram. de magnésie parfaitement blanche; donc les 0,123 gram. se seraient réduits à 0,081 gram.

La matière végétale que Fourcroy a signalée s'est trouvée dans tous les produits, mais sans pouvoir être isolée. Je n'en ai reconnu la présence que par la teinte jaunâtre qu'elle donnait au sulfate de chaux et à la magnésie; quoiqu'elle se présentât partout, elle se trouve cependant dans l'eau d'Enghien en quantité impondérable; car si j'en eusse eu quelques centigrammes dans le résidu que j'ai obtenu de 8 kil. d'eau, j'ai pris toutes les précautions qui étaient convenables pour les recueillir, et j'y serais certainement parvenu.

La liqueur (*H*) contenait de la chaux en excès, on a versé dedans quelques gouttes d'acide nitrique pour saturer cette terre, puis on a ajouté du nitrate d'argent, ce qui a occasioné un précipité caillebotté, qui a bientôt passé au brun. Ce précipité, bien lavé et desséché au bain-marie, était du poids de 0,33 gram. On l'a traité par l'ammoniaque, qui a dissous le muriate d'argent et a laissé du sulfure de ce métal dont le poids était de 0,09 gram.;

par conséquent il nous reste 0,24 gram. pour le muriate d'argent : ils correspondent à 0,08 gram. de muriate de magnésie, qui contiennent 0,0346 gram. de magnésie. Le sulfure d'argent contenait 0,0117 gram. de soufre, qui étaient combinés avec une partie de la magnésie que l'acide muriatique ne saturait pas. Mais ces 0,0117 gram. de soufre étaient-ils à l'état d'hydrogène sulfuré ou bien d'acide hypo-sulfureux, enfin le soufre ne se partageait-il pas en combinaisons sous ces deux états? c'est ce que je n'ai point cherché à vérifier, parce que je n'avais pas pour but dans mon travail de reconnaître quels sont les changemens qu'éprouve dans sa constitution l'eau d'Enghien évaporée à l'air, mais seulement de chercher à déterminer la proportion des principes constituans de cette eau telle qu'elle sort de la source. Mais admettons, pour simplifier le calcul, que la portion du précipité d'argent insoluble dans l'ammoniaque soit en effet du sulfure, et qu'il provienne de la décomposition d'un hydrosulfure de magnésie; les 0,0117 gram. de soufre formeraient 0,0124 gram. d'hydrogène sulfuré, qui satureraient 0,015 gram. de magnésie : or l'acide muriatique n'en pourrait saturer que 0,034 gram., et nous en avions 0,081 gram., il y en avait donc 0,032 gram. qui ne se trouvaient saturés ni par l'acide muriatique ni par l'acide quelconque formé aux dépens des 0,0117 gram. de soufre que contenaient les 0,09 gram. de sulfure d'argent. Il devait par conséquent se trouver dans la liqueur un nouvel acide du soufre que la dissolution d'argent n'a pas précipité. Ne serait-ce pas de l'acide hypo-sulfurique? car en effet la dissolution d'un hypo-sulfate alcalin ne précipite pas la dissolution nitrique d'argent. Quoi qu'il en soit, si j'avais fait tous mes calculs immédiatement après avoir obtenu mes résultats, je saurais à quoi m'en tenir ; mais malheureusement il y avait long-temps que les produits que j'aurais eu à examiner n'existaient plus lorsque je me suis aperçu que j'avais une quantité de magnésie beaucoup plus considérable que celle qui était nécessaire pour saturer l'acide muriatique que nous avons trouvé, ainsi que l'hydrogène sulfuré ou l'acide hypo-sulfureux qu'ont pu nous produire les 0,0117 gram. de soufre.

Le résidu (*A*) a été traité par l'acide muriatique, qui a dissous avec une vive effervescence les sous-carbonates de chaux et de magnésie qu'il contenait, et il est resté une matière insoluble qui ayant été bien lavée par décantation et desséchée au bain-marie était du poids de 0,522 gram., lesquels se sont réduits par la calcination au rouge-blanc à 0,41 gram. (*K*).

La dissolution muriatique ci-dessus et les eaux de lavages du résidu (*K*) ayant été réunies pesaient 131,483 gram. J'ai pris 24,88 gram. de cette dissolution, et j'ai versé dedans du sous-carbonate d'ammoniaque; le précipité s'est parfaitement rassemblé, et au bout d'une heure j'ai enlevé avec une pipette l'eau surnageante, à laquelle j'ai réuni les eaux de lavages du sous-carbonate de chaux obtenu. Ces liqueurs réunies ont été évaporées dans une capsule de porcelaine, et lorsqu'elles ont été réduites à 12 ou 15 grammes, je les ai mises dans un creuset de platine dans lequel l'évaporation a été achevée et les sels ammoniacaux volatilisés par l'application d'une chaleur rouge obscur. J'ai repris le résidu par l'eau, une certaine portion de substance blanche restait insoluble; j'ai ajouté une goutte d'acide muriatique qui a parfaitement éclairci la liqueur, dans laquelle j'ai versé une dissolution de sous-carbonate d'ammoniaque qui a occasioné un précipité de sous-carbonate de chaux. L'eau surnageante de ce précipité a été de nouveau évaporée à siccité, et le résidu chauffé pour chasser les sels ammoniacaux. Ce résidu était du poids de 0,036 gram. J'ai constaté que c'était du muriate de magnésie parfaitement exempt de muriate de chaux.

Le sous-carbonate de chaux obtenu dans les deux opérations ci-dessus a été réuni et chauffé à 150 ou 200 degrés; son poids était de 0,61 gram. Il était coloré par la matière végétale. Par conséquent les 131,483 gram. formant le total de la dissolution m'auraient donné :

| | grammes. |
|---|---|
| Sous-carbonate de chaux.... | 3,224 |
| Muriate de magnésie....... | 0,192 |

Cette quantité de muriate de magnésie répond à 0,171 gram. de sous-carbonate.

Dans une seconde opération, j'ai employé 24,53 gram. de dissolution, et en suivant la marche ci-dessus, j'ai obtenu 0,035 gram. de muriate de magnésie et 0,59 gram. de sous-carbonate de chaux. Le total de la dissolution m'aurait donc donné :

| | grammes. |
|---|---|
| Sous-carbonate de chaux.. | 3,162 |
| Muriate de magnésie...... | 0,188 |

Le poids de ce muriate répond à 0,167 gram. de sous-carbonate de magnésie.

J'ai pris un gramme du sous-carbonate de chaux provenant des opérations précédentes, je l'ai dissous dans l'acide nitrique, et j'ai ajouté quelques gouttes d'ammoniaque à la dissolution qui ont occasioné la formation de quelques flocons d'alumine, lesquels ayant été recueillis et séchés étaient du poids de 0,003 gram.; donc on aurait de 3,20 gram. de sous-carbonate de chaux qu'auraient donné les 131,483 gram. de dissolution 0,01 gram. d'alumine.

Le résidu (*K*) a été fondu avec 3 à 4 grammes de potasse caustique à l'alcool. La matière a été traitée par l'eau distillée, puis on a saturé par l'acide muriatique en excès, et la dissolution évaporée à siccité a été reprise par l'eau ($L$), qui a laissé de la silice indissoute, laquelle a été soigneusement lavée, desséchée, et calcinée au blanc. Son poids était de 0,386 gram.

On a versé dans la dissolution ($L$) quelques gouttes d'ammoniaque qui y ont déterminé un précipité, lequel bien lavé par décantation et desséché dans une capsule de platine s'est trouvé du poids de 0,022. C'était de l'alumine parfaitement pure.

## ARTICLE CINQUIÈME.

### *Détermination de la proportion des principes constituans de l'eau d'Enghien.*

---

#### *Détermination de l'hydrogène sulfuré libre et combiné.*

Quoique l'eau d'Enghien ait une odeur très-prononcée d'hydrogène sulfuré, ce n'est pas cependant une raison pour décider, sans avoir recours à l'expérience, qu'il y a une portion d'acide de libre; car on sait très-bien que les hydro-sulfures, même lorsqu'ils sont avec excès de base, laissent exhaler un très-forte odeur d'hydrogène sulfuré.

Il peut être fort indifférent, pour apprécier l'action médicale de l'eau d'Enghien, de savoir si elle contient seulement un hydro-sulfure ou un mélange de ce sel et d'hydrogène sulfuré; c'est cependant une question qui n'est pas sans intérêt, surtout pour les chimistes : je me suis donc attaché à la résoudre.

J'ai puisé moi-même de l'eau à la source, et immédiatement j'ai versé dans cette eau une dissolution de sulfate de cuivre acidulée par de l'acide sulfurique. J'ai fortement agité avec une baguette de verre; le sulfure s'est déposé de suite, et après avoir décanté la liqueur qui surnageait, je l'ai versé dans un verre à patte, dans lequel je l'ai lavé, par décantation, avec de l'eau distillée. J'ai fait trois opérations semblables, afin d'avoir un terme moyen dans le cas où j'aurais quelques différences dans les résultats; mais les trois poids de sulfure de cuivre ont été mathématiquement les mêmes. J'ai obtenu de 1148,5 gram. d'eau

$0^{\text{gram.}},285$ de sulfure de cuivre, par conséquent 1000 grammes auraient donné $0^{\text{gram.}},248$, ce qui correspond à $0^{\text{gram.}},0533$ d'hydrogène sulfuré.

Le lendemain du jour où j'ai fait à Enghien même les opérations dont je viens de rapporter les résultats, j'ai rempli à la source deux grands flacons bouchant à l'émeril qui contenaient chacun quatre litres. L'eau remplissait les goulots des flacons, en sorte que les bouchons de verre en fesaient sortir une certaine quantité dont ils occupaient la place, et il n'est pas resté la moindre bulle d'air dans les flacons dont les bouchons ont été assujétis avec de la ficelle. Je suis revenu le même jour à Paris, et aussitôt après mon arrivée j'ai mis une mesure d'eau d'Enghien pesant $1148^{\text{gram.}},5$ dans un bocal à large ouverture, et ce bocal a été mis sous le récipient de la machine pneumatique. Le vide a été fait à 15 millimètres près; alors il s'est dégagé de très-grosses bulles de gaz. De quart d'heure en quart d'heure l'on a manœuvré de nouveau la machine, et après deux heures et demie on a retiré le bocal de dessous le récipient. Alors on a versé dans l'eau une dissolution de sulfate de cuivre acidulée dont je m'étais également servi pour décomposer une mesure d'eau prise au moment où je débouchais le flacon rapporté d'Enghien. La mesure d'eau non soumise au vide m'a donné, comme à la source, 0,285 gram. de sulfure de cuivre, et celle qui a été mise sous le récipient ne m'en a donné que 0,200 gram.

Le lendemain j'ai fait avec l'eau contenue dans le second flacon rapporté d'Enghien les mêmes expériences que ci-dessus, j'ai toujours obtenu 0,285 gram. de sulfure de cuivre de l'eau non dégazée, et seulement 0,195 gram. de celle soumise au vide. La première expérience m'a donné 0,200 gram.; le terme moyen est de 0,1975 gram., qui répondent à 0,0425 gram. d'hydrogène sulfuré.

Il résulte des expériences que je viens de rapporter que 1000 grammes d'eau d'Enghien non dégazée contiennent 0,053 gram. d'hydrogène suſuré, et 1000 grammes de la même eau soumise au vide n'en contiennent que 0,037 gram.; donc sur 100 parties d'hydrogène sulfuré contenues dans l'eau d'Enghien,

70 sont en combinaison avec les bases, et 30 sont libres et peuvent être dégagées sans le secours d'aucune chaleur, par le simple effet du vide auquel on soumet l'eau. Quoique j'aie examiné les eaux d'Enghien pour la première fois en mars 1821, je n'avais pas alors recherché si une partie de l'hydrogène sulfuré contenu dans ces eaux s'y trouve libre; ce n'est qu'au mois de septembre 1824 que j'ai fait les expériences que je viens de rapporter. Précédemment à ces expériences, je m'étais plusieurs fois entretenu de cet objet avec M. Thenard, et c'est dans une de nos conversations qu'il me communiqua l'idée de soumettre l'eau au vide pour voir si une portion de l'hydrogène sulfuré ne se dégagerait pas par ce moyen. Comme le procédé imaginé par M. Thenard pour constater si l'hydrogène sulfuré que contient une eau de la nature de celle d'Enghien y est libre ou combiné, est aussi simple qu'exact, je dois faire connaître que c'est à lui qu'en est dû la première idée.

*Détermination de l'acide carbonique libre.*

J'ai puisé à la source une mesure d'eau pesant 884 grammes, je l'ai mise dans un flacon bouchant à l'émeril, et j'ai versé de suite dedans de l'ammoniaque, puis une dissolution de muriate de baryte; j'ai fortement agité, et le lendemain, le précipité étant parfaitement déposé, j'ai enlevé avec une pipette la liqueur claire qui le surnageait. J'ai ensuite mis de l'eau distillée dans le flacon, et après avoir bien agité, j'ai versé le tout dans un verre à patte dans lequel le précipité a été lavé par décantation. Lorsque le lavage a été terminé, le précipité a été mis dans une petite capsule de porcelaine placée dans un bain-marie chauffé à 100 degrés. Trois opérations ont été conduites ainsi; voici les poids des précipités obtenus et rapportés à ce qu'ils auraient été si j'eusse employé 1000 grammes d'eau :

| | grammes. |
|---|---|
| 1er résultat....... | 2,259 |
| 2e.............. | 2,296 |
| 3e.............. | 2,313 |

Ces précipités ont été traités par l'acide muriatique, qui a dissous tous les sous-carbonates et a laissé le sulfate de baryte indissous. Ce sel ayant été bien lavé et calciné au rouge-blanc, on en a pris le poids, que l'on a rapporté ci-dessous à ce qu'il eût été si j'eusse opéré sur la totalité d'un précipité qui serait provenu de l'emploi de 1000 grammes d'eau :

| | gramme. |
|---|---|
| 1$^{er}$ résultat...... | 0,329 |
| 2$^{e}$.............. | 0,327 |
| 3$^{e}$.............. | 0,327 |

J'ai versé de l'acide sulfurique pur dans les dissolutions muriatiques, et j'ai obtenu un poids de sulfate de baryte qui, chauffé au rouge, et en le rapportant toujours à ce qui serait provenu de 1000 grammes d'eau, était

| | grammes. |
|---|---|
| Pour le 1$^{er}$ résultat de | 2,163 |
| Pour le 2$^{e}$.......... | 2,172 |
| Pour le 3$^{e}$.......... | 2,180 |

Le terme moyen de ces trois résultats répond à 1,84 gram. de sous-carbonate de baryte, qui lui-même correspond à 0,412 gram. d'acide carbonique. Mais sur ces 0,412 gram. il y en avait 0,3216 gram. qui étaient combinés avec les sous-carbonates de chaux et de magnésie, et qui les constituaient à l'état de carbonates; il n'en restait donc de libre que 0,0904 gram.

## *Détermination des sulfates.*

J'ai saturé 882 grammes d'eau d'Enghien par l'acide muriatique, et j'ai versé dans cette eau une dissolution de muriate de baryte. J'ai obtenu de trois expériences :

| | gramme. |
|---|---|
| 1er résultat.... | 0,270 |
| 2e........... | 0,275 |
| 3e........... | 0,275 |

Donc 1000 grammes d'eau minérale auraient donné 0,312 gram. de sulfate de baryte calciné à blanc. Nous avons vu précédemment que la même quantité d'eau nous a donné, par un mode différent, 0,327 gram. Ces deux nombres ne concordent pas très-bien; mais tel est l'état de l'analyse chimique, que lorsque l'on veut déterminer par deux modes différens la proportion pour laquelle un corps entre dans un composé, l'on ne parvient jamais à obtenir les mêmes nombres. Cela tient à cette loi que j'ai établie, que *lorsqu'un sel insoluble se forme dans un liquide il entraîne une portion quelconque des substances au milieu desquelles il a pris naissance* (1). Cette loi qui est vraie, qui ne souffre aucune exception, et qui attaque par sa base l'exactitude mathématique que l'on prétend donner à l'analyse chimique, n'a pas encore attiré suffisamment l'attention des chimistes. Nous admettons, comme plus exact, le résultat donné par le second mode, et par lequel nous avons obtenu 0,312 gram. de sulfate de baryte de la précipitation de 1000 grammes d'eau. Cette quantité de sulfate de baryte répond à 0,107 gram. d'acide sulfurique.

Nous avons obtenu des produits de l'évaporation de 7458 grammes d'eau d'Enghien 0,90 gram. de sulfate de chaux; par conséquent 1000 grammes nous auraient donné 0,121 gram.,

(1) *Annales de Chimie et de Physique*, t. XXIII, p. 155.

qui contiennent $0^{\text{gram.}},0707$ d'acide sulfurique.

Le produit (*D*) traité par l'eau de chaux nous a donné une quantité de magnésie qui correspond à $0^{\text{gram.}},41$ de sulfate de magnésie anhydre, et une quantité de sulfate de chaux qui correspond à $0^{\text{gram.}},47$ du même sulfate de magnésie. Le premier résultat répond à $0^{\text{gram.}},027$ d'acide sulfurique, et le second à $0^{\text{gram.}},031$. Nous adopterons le dernier.

Le produit (*F*) nous a donné $0^{\text{gram.}},225$ de sulfate de baryte, qui correspondent à $0^{\text{gram.}},168$ de sulfate de potasse, lesquels contiennent $0^{\text{gram.}},0772$ d'acide sulfurique; mais nous avons ici tout le sulfate de potasse contenu dans 7458 grammes d'eau, et nous trouvons par le calcul que 1000 grammes en contiendraient $0^{\text{gram.}},0225$ qui correspondent à $0^{\text{gram.}},0103$ d'acide sulfurique.

Nous avons vu plus haut que le muriate de baryte versé dans 1000 grammes d'eau d'Enghien préalablement saturée par l'acide muriatique nous avait donné 0,312 de sulfate de baryte, correspondant à $0^{\text{gram.}},107$ d'acide sulfurique; et nous trouvons ici que les sulfates de chaux, de magnésie et de potasse obtenus contiennent 0,103 d'acide sulfurique. Je ne crois pas que l'analyse chimique donne jamais des rapports plus concordans; et par le contrôle que nous avons établi nous devons être assuré que nous avons déterminé avec exactitude la proportion des sulfates qui entrent dans la composition de l'eau d'Enghien.

### *Détermination des muriates.*

J'ai mis dans un vase à large ouverture 882 grammes d'eau d'Enghien, j'ai versé dedans de l'acide nitrique pour détruire les sous-carbonates de chaux et de magnésie que contient cette eau, et pour dégager l'hydrogène sulfuré qui s'y trouve combiné. Au bout de cinq jours, toute odeur hépatique ayant disparu, j'ai versé dans la liqueur une dissolution de nitrate d'argent; il s'est formé un précipité peu abondant et coloré. (Cette coloration est due probablement à la matière végétale.) Le muriate d'argent bien lavé et desséché au bain-marie dans une capsule de porcelaine m'a donné les poids suivans :

| | gramme. |
|---|---|
| 1er résultat..... | 0,100 |
| 2e............. | 0,100 |
| 3e............. | 0,098 |

par conséquent 1000 grammes d'eau nous auraient donné 0,113 gram. de muriate d'argent, qui correspondent à 0,0216 gram. d'acide muriatique.

En traitant la liqueur (*F*) j'ai obtenu 0,416 gram. de muriate d'argent, qui répondent à 0,216 gram. de muriate de potasse, lesquels contiennent 0,0794 gram. d'acide muriatique. Mais la liqueur (*F*) contenait tout le muriate de potasse de 7458 grammes d'eau d'Enghien, par conséquent 1000 grammes contiennent 0,0290 gram. de muriate de potasse, qui correspondent à 0,0106 d'acide muriatique.

La dissolution (*H*) nous a donné 0,08 gram. de muriate de magnésie, lesquels contiennent 0,0456 gram. d'acide muriatique. Ces 0,0456 gram. d'acide muriatique réunis aux 0,0794 gram. contenus dans le muriate de potasse ci-dessus, forment un total de 0,1250 gram., par conséquent 1000 grammes d'eau d'Enghien contiendraient une quantité de muriates qui correspondrait à 0,0167 gram. d'acide muriatique ; et nous avons trouvé par l'expérience directe, c'est-à-dire en traitant par l'acide nitrique l'eau non évaporée, puis précipitant par le nitrate d'argent, que la quantité de muriate d'argent obtenue correspondait pour 1000 grammes d'eau d'Enghien à 0,0216 gram. d'acide muriatique. Ces deux résultats, qui ne concordent pas, nous font voir que l'eau en s'évaporant a enlevé une certaine portion de muriates, ce qui n'est point étonnant, car les chimistes savent depuis long-temps que le muriate de soude est enlevé en petite quantité par l'eau qui se vaporise (1). Nous

---

(1) D'après des calculs qu'il est inutile d'établir ici, j'ai trouvé qu'on peut admettre qu'il s'évapore 350000000000 de mètres cubes d'eau de la surface des mers dans le cours d'une année ; et en admettant que cette eau entraîne la même quantité de muriate de soude que celle de muriate de potasse qui a été enlevée par l'évaporation de l'eau d'Enghien, il s'ensuit qu'il se répandrait, chaque année, dans l'atmosphère 439897500000 kilog. de muriate de soude. Que devient cette énorme quantité de sel ?

admettrons que toute la perte causée par l'évaporation a porté sur le muriate de potasse, et nullement sur le muriate de magnésie; or nous avons 0,0049 gram. d'acide muriatique manquant qui sont l'équivalent de 0,0133 gram. de muriate de potasse, et nous augmenterons de ce poids celui que l'analyse indirecte nous a donné.

### *Détermination des hydro-sulfures.*

L'eau d'Enghien contient de la potasse, de la chaux, de la magnésie, de l'alumine et de la silice. Ces deux dernières substances n'y sont certainement pas combinées à l'hydrogène sulfuré; ainsi cet acide se partage donc entre la potasse, la chaux et la magné-

---

se décompose-t-elle? se résout-elle en un ou plusieurs des élémens de l'atmosphère? est-elle ramenée à la mer par l'eau des pluies? Toutes ces questions sont curieuses; la dernière peut être résolue en examinant avec soin l'eau que l'on recueille, par exemple, dans nos observatoires pour constater la quantité de celle qui tombe dans l'année. Je regrette de n'avoir pas été à même de faire cet examen.

sie. Quant à la potasse, nous savons par l'examen de (*F*) quelle est la quantité de soufre que probablement elle saturait dans l'eau d'Enghien; mais il ne nous est pas possible de savoir si l'hydrogène sulfuré sature, dans l'eau prise à la source, la chaux ou la magnésie, ou une portion de toutes les deux. Ce serait une futilité que de s'arrêter à discuter une question de cette nature, mais il est plus naturel d'admettre que l'hydrogène sulfuré combiné était soumis à l'action de la chaux plutôt qu'à celle de la magnésie; la première étant en quantité beaucoup plus considérable et agissant par sa masse, tandis que l'autre s'y refuse par une tendance à la cohésion qui est plus forte que n'est celle de la chaux, et qui devait l'entraîner de préférence à se combiner avec l'acide carbonique. Nous avons vu que 1000 grammes d'eau d'Enghien précipités à la source par le sulfate de cuivre ont donné une quantité de sulfure correspondant à 0,0533 gram. d'hydrogène sulfuré, dont nous avons admis que 0,037 gram. étaient combinés, et nous avons trouvé (*F*) que 0,0025 gram. de cet acide étaient saturés par la potasse (1); par conséquent il en reste gram. 0,0345 que nous admettons devoir être en combinaison avec la chaux, ce qui établira de la manière suivante la proportion des hydro-sulfures :

| | gramme. |
|---|---|
| Hydro-sulfure de potasse.. | 0,0094 |
| Hydro-sulfure de chaux... | 0,0920 |

### *Détermination des carbonates.*

Nous avons vu que l'acide muriatique a enlevé au résidu (*A*) tout le sous-carbonate de chaux qu'il contenait, et dont le poids a été reconnu de gram. 3,1935, ce qui donne pour 1000 grammes d'eau d'Enghien gram. 0,4282 de sous-carbonate de chaux; mais une portion de ce sel s'est formée pendant l'évaporation au moyen de la chaux que l'hydrogène sulfuré qui s'est volatilisé a laissé libre, il faut donc soustraire des gram. 0,4282 ci-dessus gram. 0,1019 dont la base servait à saturer une portion d'hydrogène sulfuré dont il ne restait plus de

(1) On a obtenu gram. 0,083 de sulfure d'argent, les gram. 5,458 de dissolution en auraient donné gram. 0,134; mais cette dernière quantité serait provenue de 7458 grammes d'eau.

trace dans le résidu de l'évaporation; il nous reste par conséquent 0,3263 gram. de sous-carbonate de chaux qui demandaient une portion d'acide carbonique égale à celle qu'ils contiennent pour devenir solubles et passer à l'état de carbonate : c'est donc 0,1423 gram. d'acide carbonique à joindre aux 0,3263 de sous-carbonate de chaux trouvés ci-dessus.

On a séparé de ($G$) 0,081 gram. de magnésie, dont 0,034 gram. étaient saturés par l'acide muriatique; il restait par conséquent 0,047 gram. de cette terre qui se trouvaient combinés aux acides hyposulfurique et hyposulfureux, mais qui, dans l'eau prise à la source, se trouvaient combinés à l'acide carbonique et dissous par lui. 0,047 gram. de magnésie demandent 0,0501 gram. d'acide carbonique pour former un sous-carbonate, et encore 0,0501 gram. pour devenir carbonate; par conséquent le poids du carbonate de magnésie était de 0,1472 gram.

La proportion des carbonates contenus dans 1000 grammes d'eau d'Enghien s'établit donc ainsi :

| | gramme. |
|---|---|
| Carbonate de chaux.... | 0,4686 |
| Carbonate de magnésie. | 0,0525 |

### *Détermination de la silice.*

Le résidu (*K*) nous a donné $0^{\text{gram.}},386$ de silice ; nous en avons retiré de (*D*) $0^{\text{gram.}},003$ ; le total de la silice provenant de l'évaporation de 7458 grammes d'eau d'Enghien est donc de $0^{\text{gram.}},389$, par conséquent 1000 grammes en contiendraient $0^{\text{gram.}},0521$.

### *Détermination de l'alumine.*

Nous avons séparé de la dissolution (*L*) $0^{\text{gram.}},022$ d'alumine, nous en avions déjà retiré $0^{\text{gram.}},01$ de la dissolution qui contenait toute la chaux et la magnésie provenant du résidu (*K*) traité par l'acide muriatique ; enfin nous en avions précédemment obtenu $0^{\text{gram.}},002$ des sels insolubles dans l'alcool (*D*). Le total de l'alumine retirée des produits de l'évaporation de 7458 d'eau d'Enghien est donc de $0^{\text{gram.}},033$, ce qui donne pour 1000 grammes de cette eau $0^{\text{gram.}},0048$.

## ARTICLE SIXIÈME.

### *Composition de l'eau d'Enghien.*

L'analyse chimique nous fait connaître les substances qui se trouvent dans une eau; mais c'est presque toujours d'une manière isolée qu'elle nous les présente, ou bien elle nous offre des produits dont les élémens n'étaient peut-être pas réunis dans le liquide; ce n'est que par des considérations théoriques que nous admettons qu'elles s'y trouvaient combinées dans tel ou tel ordre. Nous avions autrefois, dans la loi de l'*attraction élective,* un moyen facile d'établir le mode de combinaison des élémens salins qui se trouvent dans une dissolution; mais aujourd'hui que l'on sait que s'il est certaines propriétés dans les corps qui les disposent plutôt à telle combinaison qu'à telle autre, cet ordre de combinaisons est modifié par l'action des masses, il semblerait plus naturel d'indiquer la composition d'une eau plutôt en établissant la quantité des acides et celle des bases, qu'en indiquant des combinaisons entre ces élémens; mais le dernier mode a l'avantage de mieux fixer les idées des personnes peu habituées aux considérations chimiques, et l'usage, dans cette circonstance, est une loi qu'il y aurait peu d'avantage à secouer. D'après ces considérations, nous admettons que 1000 grammes d'eau d'Enghien, ce qui correspond à environ un litre, se composent de la manière suivante :

| | | gramme. |
|---|---|---|
| Eau de dissolution | | 998,9619 |
| Azote | | 0,0088 |
| Hydrogène sulfuré libre | | 0,0160 |
| Acide carbonique libre | | 0,0904 |
| Sulfates | de chaux | 0,1210 |
| | de magnésie | 0,0470 |
| | de potasse | 0,0225 |
| Muriates | de potasse | 0,0423 |
| | de magnésie | 0,0107 |
| Hydro-sulfures | de potasse | 0,0094 |
| | de chaux | 0,0920 |
| Carbonates | de chaux | 0,4686 |
| | de magnésie | 0,0525 |
| Silice | | 0,0521 |
| Alumine | | 0,0048 |
| Matière végétale, des traces. | | |
| | | 1000,0000 |

Je n'ai analysé que l'eau de la source Cotte, mais je me suis assuré, par les essais suivans, que l'eau des autres sources d'Enghien contient les mêmes proportions des substances qui la minéralisent.

1°. J'ai versé dans l'eau des trois sources du grand établissement, ainsi que dans celle de la source de la Pêcherie, une dissolution de sulfate de cuivre acidulée par l'acide sulfurique, et j'ai obtenu rigoureusement la même quantité de sulfure de cuivre.

2° J'ai saturé l'eau de toutes ces sources par l'ammoniaque, et j'ai précipité ensuite par le muriate de baryte; les poids des précipités recueillis étaient aussi concordans qu'ils pouvaient l'être, ainsi qu'on va le voir.

| | POIDS DU PRÉCIPITÉ obtenu. |
|---|---|
| | gramme. |
| Source Cotte | 0,269 |
| Source de la Rotonde | 0,260 |
| Source du Réservoir | 0,300 |
| Source de la Pêcherie | 0,292 |

Ces précipités traités par l'acide muriatique ont laissé pour résidus insolubles les mêmes poids de sulfate de baryte, c'est-à-dire :

| | gramme. |
|---|---|
| Source Cotte | 0,329 |
| Source de la Rotonde | 0,327 |
| Source du Réservoir | 0,328 |
| Source de la Pêcherie | 0,327 |

3°. J'ai saturé l'eau de toutes les sources par l'acide nitrique, et après cinq jours d'exposition à l'air j'ai versé dans les liqueurs une dissolution de nitrate d'argent; j'ai obtenu rigoureusement les mêmes poids de muriate d'argent.

Ces essais prouvent d'une manière incontestable qu'il ne sort qu'une seule et même eau des diverses sources d'Enghien.

## SECTION VI.

### DISCUSSION DES PROCÉDÉS EMPLOYÉS DANS L'ANALYSE.

L'analyse chimique est aujourd'hui assez avancée pour fournir aux chimistes plusieurs moyens d'isoler un corps et d'en déterminer la quantité ; mais parmi tous ces moyens il en est de plus simples, de plus exacts les uns que les autres. Je dois justifier ici ceux que j'ai employés, et faire voir que j'ai dû obtenir des résultats qui font connaître exactement et la nature et la proportion des substances qui entrent dans la composition de l'eau d'Enghien.

Je préfère reporter ainsi dans une section particulière une discussion sur les différentes méthodes analytiques, plutôt que de m'étendre sur ce sujet dans le cours de mes analyses, parce que les détails de ces sortes de travaux sont déjà assez pénibles à suivre sans encore les embrouiller par des discussions qui rompraient tout-à-fait la suite des idées, et rendraient impossible la lecture du travail. Par la méthode que je suis, j'obtiens le très-grand avantage de donner aux chimistes peu expérimentés des notions sur les détails de l'analyse qui peuvent leur être utiles dans les travaux qu'ils seraient dans le cas de tenter par eux-mêmes, en même temps que j'évite à mes lecteurs instruits des réflexions que souvent ils peuvent avoir faites avant moi.

Il n'y a pas d'autre moyen à employer pour obtenir l'azote que contient une eau sulfureuse, que de la faire bouillir et de recevoir le gaz que la chaleur dégage; mais il ne faut jamais agir sur de l'eau transportée, et qui, par conséquent, a été agitée avec de l'air; car M. de Marty a fait voir, il y a long-temps, que l'azote se dissout en petite quantité dans la dissolution d'hydro-sulfure de chaux; si donc l'eau que vous avez à examiner ne contient pas tout l'azote qu'elle peut dissoudre, elle s'emparera de celui qui se trouvera dans la partie de la bouteille qui n'est pas occupée par le liquide. C'est encore ici un nouvel exemple de la nécessité de faire l'analyse des eaux minérales sur les sources mêmes, si l'on veut avoir des notions certaines sur leur constitution.

L'eau d'Enghien contient, ainsi que je l'ai fait voir, de l'hydrogène sulfuré libre, et de l'hydrogène sulfuré combiné avec les bases. On a proposé de chercher le poids du premier, en déterminant d'abord, soit par une dissolution de plomb, soit par une dissolution de cuivre, la totalité de l'hydrogène sulfuré que contient l'eau, et en défalquant ensuite de cette quantité celle qu'indiqueraient les dissolutions de fer ou de manganèse, qui, comme on le sait, ne sont point décomposées par l'hydrogène sulfuré, et le sont, au contraire, par les hydro-sulfures; le résultat de la soustraction ferait connaître, comme l'on voit, la quantité de l'hydrogène sulfuré libre. Ce moyen, qui serait peu praticable à cause de la difficulté de faire dessécher les hydro-sulfures de fer ou de manganèse sans qu'ils absorbent de l'oxigène, pourrait cependant être employé en observant les précautions convenables, si l'eau d'Enghien ne contenait en effet que de l'hydrogène sulfuré libre et des hydro-sulfures; mais cette eau contient en même temps du carbonate de chaux qui précipite les dissolutions de fer et de manganèse; en sorte que quand même il n'y aurait que de l'hydrogène sulfuré libre dans l'eau d'Enghien, ces dissolutions n'en seraient pas moins précipitées à l'état d'hydro-sulfures. C'est un résultat qui est évident pour tous les chimistes, et l'on ne conçoit pas que l'on ait prétendu avoir déterminé la quantité d'hydrogène sulfuré libre que contient l'eau d'Enghien par le moyen que l'on a employé; car, lorsque l'on opère sur cette eau, et que l'on a des yeux pour voir les effets des agens que l'on emploie, il est facile de s'apercevoir qu'elle contient même plus de carbonate de chaux qu'il n'est nécessaire pour précipiter la quantité d'oxide de fer ou de manganèse qui, par sa réaction sur l'hydrogène sulfuré libre, forme avec celui-ci un hydro-sulfure. En effet, si on emploie une dissolution de fer, l'on voit que le précipité noir est accompagné d'un précipité jaune d'oxide de fer; si l'on emploie une dissolution de cuivre qui ne soit pas acidulée, elle donne un précipité noir qui est accompagné d'un précipité bleu de sous-carbonate hydraté de cuivre.

On a encore tenté de déterminer l'hydrogène sulfuré libre, en faisant bouillir l'eau d'Enghien dans une cornue munie d'un tube qui plongeait dans une dissolution de plomb ou de cuivre; mais j'ai déjà fait voir, dans une Note que j'ai publiée sur les eaux de Barèges, Cauterêts et Saint-Sauveur, qu'une eau sulfureuse, lorsqu'elle contient même un excès de base, laisse dégager de l'hydrogène sulfuré par l'ébullition; en sorte que par le procédé que l'on a mis en usage, non-seulement on a dégagé l'hydrogène sulfuré libre, mais encore une partie plus ou moins considérable de celui qui était combiné, selon le temps que l'on aura maintenu l'ébullition. Je ne conçois donc pas comment on serait parvenu, par les moyens que l'on a employés, à déterminer la quantité de l'hydrogène sulfuré libre qui est contenue dans l'eau d'Enghien; et si, sous se rapport, mon résultat se trouve concorder avec ceux que présentent d'autres analyses de la même eau déjà publiées, c'est plutôt un effet du hasard qu'une confirmation de mon résultat. Le moyen dont je me suis servi est très-exact, et je rappelle ici qu'il est dû à M. Thenard.

Quant aux dissolutions de plomb que l'on a employées pour déterminer la quantité de l'hydrogène sulfuré, soit libre, soit combiné, que contient l'eau d'Enghien, il y a quarante ans que Fourcroy a fait voir combien ce moyen est infidèle, puisque le précipité n'est pas seulement du sulfure de plomb, mais un mélange de sulfure, de muriate, et de sulfate de plomb. Il n'est même pas nécessaire que l'eau que l'on examine contienne des muriates et des sulfates en quantité notable pour obtenir des précipités qui ne donnent pas des résultats correspondans; l'eau ne contînt-elle qu'un hydro-sulfure, le poids du sulfure de plomb est toujours très-variable. Je m'en suis aperçu pour la première fois lorsque j'analysai l'eau de Barèges, en 1820; quoique ma dissolution de plomb fût très-acidulée, je n'obtins par son moyen que des résultats peu concordans, ainsi qu'on va le voir :

| | SULFURE de plomb. gramme. |
|---|---|
| Première expérience ........ | 0,25 |
| Deuxième ................ | 0,37 |
| Troisième ................ | 0,35 |

La dissolution de cuivre acidulée par l'acide sulfurique me donna, au contraire, des résultats qui concordèrent toujours parfaitement; et quand j'ai opéré sur l'eau d'Enghien, je me suis convaincu de nouveau combien ce moyen est excellent, puisque j'ai obtenu souvent des résultats qui ne différaient pas entre eux d'un millième. J'observerai qu'il ne faut dessécher le sulfure qu'à la chaleur de l'eau bouillante, car lorsque cette chaleur est portée à 140 ou 150 degrés, une portion du soufre se brûle; ce dont on est convaincu par l'odeur d'acide sulfureux qui se fait sentir.

Quoiqu'il y ait peu d'acide carbonique libre dans l'eau d'Enghien, et que, de plus, cette eau ne contienne pas de carbonate alcalin, j'ai préféré cependant me servir de la dissolution de muriate de baryte versée dans l'eau alcalisée par l'ammoniaque, plutôt que d'avoir recours à la distillation de l'eau; car, outre que cette opération exige des corrections minutieuses, et qu'elle ne se fait pas toujours sans embarras, elle nécessite de plus une cuve à mercure, et je n'en avais pas sur les lieux. Le moyen que j'ai employé est très-exact; seulement il faut renfermer l'eau dans un flacon bouché, car si l'on opérait à l'air libre, et que l'on ne séparât pas de suite le précipité de la liqueur dans laquelle il a été produit, il se formerait du carbonate de baryte qui ne proviendrait plus de l'acide carbonique de l'eau, mais bien de l'atmosphère.

Le poids de l'acide sulfurique qui sature les bases contenues dans un liquide est déterminé, comme on le sait, au moyen des sels barytiques; mais j'ai fait voir dans une autre circonstance que l'on ne devait employer à cet usage que le muriate de baryte, et non pas le nitrate, qui ne donne que des résultats très-infidèles. Je ferai observer de plus, qu'il ne faut pas, autant qu'on le peut, opérer sur un liquide que des opérations précédentes auraient chargé de substances salines, car alors le poids du précipité de sulfate de baryte est plus ou moins influencé par cette cause. On remarquera à ce sujet que le poids du sulfate de baryte s'est trouvé plus fort lorsqu'il s'est précipité en même temps du sous-carbonate de cette base, que lorsqu'il a été obtenu seul.

Nous n'avons pas le choix des moyens pour déterminer la quantité de l'acide muriatique qui sature les bases contenues dans un liquide, puisque jusqu'à présent nous n'avons pour arriver à ce but que la dissolution d'argent; mais du moins ce moyen me paraît être un des plus exacts que nous ayons en chimie, puisque je ne me suis pas aperçu, dans les recherches que j'ai faites il y a quelques années (1), que le poids du muriate d'argent fût sensiblement influencé par les substances au milieu desquelles il se forme. Quant au mode que j'ai employé pour séparer le sulfure d'argent du muriate avec lequel il était mélangé, je me suis assuré qu'il était très-exact, mais il ne faut pas que le précipité soit resté trop long-temps exposé à la lumière; car alors une portion du muriate d'argent se décompose, et l'argent ne pouvant pas se dissoudre dans l'alcali, il augmente le poids du sulfure, et par conséquent celui du muriate se trouve diminué dans une proportion correspondante à celui du métal mis à nu. Il serait donc possible, par cette raison, que j'eusse élevé un peu la propor-

---

(1) *Annales de Chimie et de Physique*, t. XXIII, pag. 155.

tion du muriate de potasse qui a été enlevée par l'eau en se volatilisant; mais cependant comme j'ai évité, autant qu'il était possible, la décomposition du muriate d'argent, je ne dois pas être en erreur de beaucoup.

Je crois qu'il doit y avoir nécessairement un peu d'incertitude dans la détermination de l'hydro-sulfure de potasse. D'abord, j'ai admis que la portion insoluble dans l'ammoniaque était du sulfure d'argent, et j'ai recherché à quelle quantité d'acide hypo-sulfureux le soufre de ce sulfure correspondait : or il est bien évident qu'un hypo-sulfite alcalin décomposé par le nitrate d'argent ne donne pas du sulfure d'argent, mais bien de l'hypo-sulfite; mais j'ai pensé que j'avais probablement en dissolution de l'hypo-sulfite et de l'hydro-sulfure de potasse, et que par conséquent j'ai dû obtenir de l'hypo-sulfite et du sulfure d'argent. Ces deux substances étaient en trop petite quantité pour que je tentasse de les séparer, et enfin la différence qui existe entre la composition de l'hypo-sulfite d'argent et celle du sulfure n'est pas assez grande pour que dans cette circonstance il y eût un inconvénient notable à confondre l'un avec l'autre. Il y a peut-être encore une autre cause d'erreur, c'est qu'il est possible que l'ammoniaque ait dissous une partie de l'hypo-sulfite d'argent, car on sait que beaucoup de sels de ce métal sont solubles dans l'ammoniaque.

Il résulte de cette discussion, que si d'une part l'hypo-sulfite d'argent a été compté pour sulfure, ce qui a dû augmenter dans le calcul la quantité de l'hydro-sulfure de potasse, d'un autre côté la dissolution de l'hypo-sulfite d'argent dans l'ammoniaque a dû diminuer la proportion de cet hydro-sulfure. Il est résulté de ces causes d'erreurs, qui sont contradictoires, une espèce de compensation qui nous fait approcher de la vérité; et je pense que l'incertitude qui peut exister sur la détermination de l'hydro-sulfure de potasse ne peut pas être de plus de un ou deux milligrammes.

En discutant les moyens de déterminer la quantité de l'hydrogène sulfuré libre, j'ai fait voir que la dissolution de sulfate de cuivre acidulée était un excellent moyen pour décomposer les hydro-sulfures qui sont avec excès de base, comme à Barèges, ou mêlés de carbonate de chaux, comme à Enghien. Toutefois je vais présenter quelques observations sur le résultat de cette précipitation.

Lorsque je me servis de la dissolution de cuivre pour analyser l'eau des diverses sources que j'examinais dans les Pyrénées, je ne remarquai pas sans surprise que le précipité qui se formait n'était pas noir, mais bien vert. Je croyais pouvoir attribuer cet effet à l'extrême division du sulfure, car l'hydrogène sulfuré n'entre que pour une quantité infiniment petite dans les eaux que j'examinais ; mais dans la suite je trouvai à Enghien l'explication de cette anomalie. Lorsque je fis chauffer l'eau de cette source dans un bain-marie pour constater si elle se décomposait par la chaleur, ainsi que je l'ai rapporté dans l'article premier de la section précédente, je décomposai ensuite cette eau sortant du bain-marie, c'est-à-dire étant à 50 degrés centig., par la dissolution de cuivre acidulée, et le précipité qui se forma se présenta sous la couleur verte que j'avais observée à Barèges et autres lieux des Pyrénées. C'est qu'en effet j'opérais toujours sur l'eau au moment où elle venait d'être puisée, et par conséquent pourvue de la chaleur de la source, qui se trouvait entre 36 et 50 degrés centig.

La dissolution de cuivre acidulée occasione aussi quelquefois un précipité brun dans l'eau d'Enghien, et voici dans quelles circonstances. Lorsque l'eau est exposée à l'air pendant six heures, le précipité qu'elle donne est brun-noir; après douze heures d'exposition à l'air, le précipité que donne l'eau au moyen de la dissolution cuivreuse n'est presque plus noir, mais brun; si l'eau reste exposée à l'air pendant vingt-quatre heures, la dissolution de cuivre ne produit plus qu'un précipité entièrement brun sans tirer au noir; enfin, après quarante-huit heures d'exposition à l'air, non-seulement l'eau d'Enghien ne dônne plus qu'un précipité brun, mais ce précipité, qui dans les autres cas rapportés ci-dessus s'est toujours déposé promptement après une agitation convenable, ne se forma point après une forte agitation de l'eau. La liqueur était d'un brun foncé, sans qu'aucun élément solide nageât dedans. Ce n'est qu'après douze heures que le précipité s'est formé et rassemblé au fond du vase; mais la liqueur était encore légèrement colorée en brun, même après vingt-quatre heures, ce qui indique qu'elle retenait encore du sulfure de cuivre dans un état de division extrême. Ainsi, la décomposition de l'eau d'Enghien par une dissolution de cuivre acidulée par l'acide sulfurique donne un précipité noir, ou un précipité vert, ou un précipité brun, suivant qu'elle est décomposée froide, au moment où elle sort de la terre; chaude, mais sans avoir éprouvé le contact de l'air; froide, mais après avoir été exposée à l'air pendant vingt-quatre ou quarante-huit heures. Dans tous les cas, le précipité desséché est vert, et non pas noir ou brun.

Les carbonates de chaux et de magnésie ont été facilement déterminés lorsque la quantité des bases a été connue; mais jusqu'à présent on a été dans une erreur bien grave sur l'efficacité des agens employés pour précipiter la chaux de ses dissolutions. Depuis Bergmann on s'est servi de l'oxalate d'ammoniaque pour déterminer la quantité de chaux contenue dans une dissolution saline; plus tard, j'indiquai le sous-carbonate d'ammoniaque pour le même objet, lequel n'a pas les inconvéniens que présente dans la suite de l'analyse la présence de l'oxalate d'ammoniaque qui peut avoir été mis en excès. Je m'étais assuré d'ailleurs que lorsqu'une dissolution calcaire est décomposée par le sous-carbonate d'ammoniaque, elle ne donne ensuite aucun louche par l'acide oxalique, ce qui avait dû me convaincre que ce sel décomposait les dissolutions de chaux tout aussi complètement que l'oxalate d'ammoniaque. Du reste, j'admettais avec tous les chimistes que l'oxalate d'ammoniaque décompose entièrement la dissolution calcaire; mais lorsque je m'occupai de l'analyse de l'eau de Vichy, je m'aperçus que le moyen que j'avais autrefois donné pour séparer la chaux de ses dissolutions n'était pas aussi exact que je l'avais pensé. J'examinai donc de nouveau ce point important de l'analyse chimique, et je me convainquis que l'oxalate d'ammoniaque, aussi bien que le sous-carbonate, laisse une portion de chaux dans la liqueur, que l'on ne peut en séparer ni par l'ébullition, ni par les alcalis caustiques, ni par aucun agent chimique. Le seul moyen de recueillir la chaux qui reste dans la liqueur, est celui que j'ai employé dans le cours de cette analyse, et qui consiste à faire évaporer le liquide qui contient les sels ammoniacaux, et à volatiliser ceux-ci par la chaleur. On reprend le résidu par quelques gouttes d'acide muriatique, on précipite la dissolution par le sous-carbonate d'ammoniaque, qui cette fois précipite le reste de la chaux, parce qu'il ne peut pas se former assez de sels ammoniacaux pour retenir cette terre en dissolution (1).

Quant à la silice, j'ai fait connaître dans

(1) L'on juge par cette raison qu'il ne faut ajouter que la quantité d'acide muriatique précisément nécessaire à la dissolution de la magnésie qui a été mise à nu par la décomposition que la calcination a pu faire éprouver à une portion de muriate de cette base; mais si on ajoutait de l'acide muriatique en excès, cet acide se trouvant ensuite saturé par le sous-carbonate d'ammoniaque, le sel ammoniacal qui en résulterait s'opposerait à la précipitation de la chaux.

mon analyse de l'eau de Vichy que les sels alcalins, lorsqu'ils n'ont pas été calcinés fortement et même fondus, retiennent toujours un peu de cette terre; mais ils l'abandonnent entièrement lorsque l'on procède ainsi que je l'ai indiqué.

Je n'ai rien à dire sur les moyens d'isoler l'alumine; ceux que j'ai mis en pratique sont employés par tous les chimistes.

J'ai fait de vains efforts pour séparer la matière végétale que contient en très-petite quantité l'eau d'Enghien; et c'était pour obtenir cette matière que j'ai traité par l'alcool le résidu de l'évaporation de cette eau; car je ne cherche jamais à isoler par la cristallisation ou par différens dissolvans les substances salines que contient une eau. C'est une mauvaise méthode d'analyse, qui est longue, et surtout défectueuse, en ce qu'elle entraîne à des pertes que l'on ne peut pas éviter dans des manipulations multipliées, et qui enfin ne mène à rien. Car, d'une part, vous ne pouvez jamais isoler complètement les sels les uns des autres, soit en les fesant cristalliser, soit en employant différens dissolvans, comme l'alcool à divers degrés, l'eau, etc.; et enfin, quand par ces moyens laborieux et minutieux on parviendrait à séparer exactement les unes des autres toutes les substances salines que produit l'évaporation d'une eau, cela n'aurait aucun résultat avantageux, puisque la cristallisation ou les dissolvans peuvent déterminer un mode d'union entre les bases et les acides qui pourrait être envisagé comme existant d'une manière inverse dans l'eau que l'on examine.

L'alcool exerce sur le résidu de l'évaporation de l'eau d'Enghien une action qui a déjà été remarquée par Fourcroy, c'est qu'il dissout facilement le sulfure que contient ce résidu, et que cette dissolution est ensuite décomposée par l'eau qui en précipite du soufre; mais il ne faut pas croire avec l'auteur d'une brochure sur l'analyse des eaux minérales que l'alcool soit un dissolvant du soufre. Cette bévue n'aurait pas été faite par quelqu'un qui aurait reçu quelques leçons de chimie, car il n'y a pas un élève de nos laboratoires qui ne sache que le soufre ne se dissout dans l'alcool que lorsqu'on emploie le procédé autrefois indiqué par M. de Lauraguais. On serait tenté de croire que la chimie touche à sa décadence, lorsqu'on lit dans quelques recueils des Mémoires qui sont publiés par des personnes qui n'ont pas plus la connaissance des faits chimiques qu'elles n'ont l'esprit scientifique.

FIN.

# TABLE DES MATIÈRES.

FIN DE LA TABLE DES MATIÈRES.

www.ingramcontent.com/pod-product-compliance
Ingram Content Group UK Ltd.
Pitfield, Milton Keynes, MK11 3LW, UK
UKHW022101190726
13855UKWH00002B/569